Dr. Michelle HAINTZ

Deine Atmung - Das Tor zu Freiheit und Glück

Nütze diese speziellen Atemübungen für dein bewusstes Atmen

Erstveröffentlichung Mai 2021

AF827351

Bibliographische Information der Deutschen Nationalbibliothek

Die Deutsche Nationalbibliothek verzeichnet diese Publikation in der deutschen Nationalbibliographie; detaillierte bibliographische Daten sind im Internet über http://dnb.d-nb.de abrufbar.

Rechtliche Hinweise

Autorin: © Dr. Michelle Haintz dr.michelle.haintz@aon.at

Layout und Satz: Dr. Michelle Haintz

Umschlaggestaltung: Angelina Schulze und Dr. Michelle Haintz

Coverbild: © Choat– Adobe.Stock

Bilder: © PIXABAY

Verlag: Angelina Schulze Verlag
Am Mühlenkamp 15, 38268 Lengede

verlag@angelina-schulze.com
https://as-infothek.de
https://angelina-schulze-verlag.de

ISBN: 978-3-96738-151-1

Inhaltsverzeichnis

Vorwort

Atme dich frei, klug, heiter, gesund, glücklich, entspannt, erfolgreich…!

Wie kann das gehen?

Hast du dich das angesichts des Titels dieses Buches gefragt?

Weil du dir nicht vorstellen kannst, was all das mit deiner Atmung zu tun hat?

Und wie das funktionieren soll?

Dann lass dich von den Anregungen, die ich dir hier ans Herz lege, überraschen!

Denn all das und noch viel mehr erfährst du in diesem Buch. In dem ich dir nicht nur erkläre, warum das funktionieren kann; sondern auch wie es dir in den unterschiedlichsten Situationen gelingt.

Du lebst so, wie du atmest.

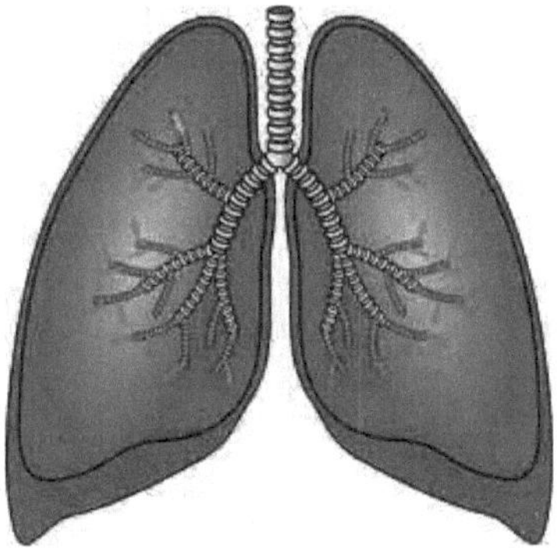

Und du kannst dich in deinem Leben unfrei, klein, dumm, arm, krank und unglücklich fühlen – und dementsprechend wirst du deine wundervolle Atmung kaum ausschöpfen.

Oder du erkennst die Tatsache:

- dass du in Wahrheit frei bist, viel freier als du dich vielleicht fühlst – und kannst dich frei atmen,
- dass du in Wahrheit groß bist, viel größer als du dich oft fühlst – und kannst dich auch groß atmen,
- dass du in Wahrheit klug bist, viel klüger als du dich vielleicht fühlst – und kannst dich in dein volles mentales Potenzial atmen,
- dass du in Wahrheit reich bist, viel reicher als du dich fühlst – und kannst dich in Fülle und Wohlstand atmen,
- dass du in Wahrheit gesund bist, viel gesünder als du dich oft fühlst – und kannst dich in die Heilung atmen,
- und du kannst dich heiter, glücklich und zufrieden atmen...

Wenn ich beispielsweise schreibe, dass du gesünder bist, als du dich oft fühlst, dann meine ich das ernst. Denn es ist doch kaum je so, dass dein ganzer Körper an einer Krankheit beteiligt ist.

Dann tut dir irgendetwas weh oder ein Organ hat Probleme, aber alle anderen Funktionen sind intakt. Und dann wäre es doch sinnvoll, deine selektive Wahrnehmung nicht immer nur auf das Problem zu fokussieren; sondern froh zu sein über alles klaglos Funktionierende.

Deine Atmung ist nicht nur eine lebenswichtige Funktion, die deinem Organismus eine ausreichende Versorgung mit Sauerstoff sichert – vor allem dein Gehirn hat einen großen Sauerstoffhunger, denn es verbraucht rund 25% des Sauerstoffangebotes.

Sondern deine Atmung kann eine ganze Reihe von physischen, mentalen und emotionalen Funktionen fördern, wenn du lernst, wie das geht – und um dir all das zu zeigen, habe ich dieses Buch geschrieben.

Ich zeige dir, wie du deine Atmung bewusst einsetzen kannst, um:

- deine Spannungen zu lösen,
- deinen akuten und chronischen Stress zu meistern,
- dein Lachen und Lächeln wiederzufinden,
- deine ideale Entspannung zu erlangen,
- deine Chakren auszugleichen und zu aktivieren,
- deine Selbstheilungskräfte zu fördern,
- deine beiden Gehirnhälften zu integrieren,
- dein vegetatives Nervensystem auszugleichen
- und noch viel mehr…

Ein Sprichwort aus Frankreich sagt:

„Es braucht zwei Fenster, damit ein Luftzug entsteht.“

Dazu müssen diese beiden Fenster natürlich geöffnet sein – und analog dazu wirst du all die wertvollen Empfehlungen dieses Buches erst dann für ein bewussteres und erfüllteres Leben nützen können, wenn sowohl dein Geist als auch dein Herz offen sind.

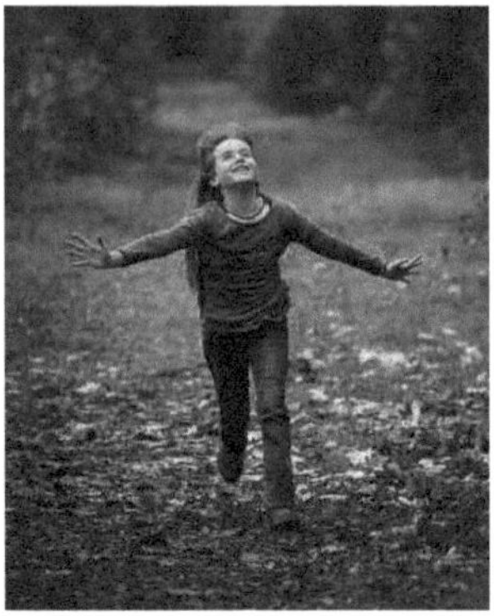

Aber wenn du empfänglich bist für diesen „frischen Wind" – der zuweilen von dir verlangt, über den Tellerrand zu blicken –, wirst du enorm viel aus meinen Empfehlungen profitieren.

Dann schöpfst du dein enormes Potenzial, also deine Stärken, Fähigkeiten und Talente als Homo Sapiens Sapiens aus, indem du deine Atemkapazität ausschöpfst und bewusst für dieses Wachstum-in-dich-hinein nützt.

Dann wird dir deine Atmung helfen,

- die Beobachter-Position einzunehmen,
- dein Loslassen zu fördern,
- deine Entscheidungs-Freiheit zu finden,
- deine Resonanz für deine Wunsch-Realität zu finden,
- dein Geben und Nehmen in Ausgleich zu bringen,
- dein Selbstwertgefühl zu heilen,
- deine Schönheit zu atmen,
- deinen Humor wiederzufinden,
- deine Fähigkeit zur Selbstliebe zu heilen,

- deine wahre Größe einzunehmen,
- deinen idealen Wohlstand zu erlangen,
- deine Vorstellungskraft bewusst einzusetzen,
- deine Wünsche zu erfüllen,
- deine Ziele zu erreichen,
- deine Visionen zu verwirklichen
- und eine völlig neue Dimension von Freiheit zu erleben…

Ja, all das wird dir möglich, wenn du lernst, deine Atmung bewusst einzusetzen; ganz im Sinne Buddhas, der sagte:

„So du zerstreut bist, lerne auf den Atem zu achten."

Und eine Sufi-Weisheit erinnert uns daran:

„Jeder Atemzug ist eine Perle von unschätzbarem Wert. Sei deshalb aufmerksam und hüte jeden Atemzug gut. Die Atemzüge sind gezählt."

Und ich möchte hinzufügen:

„Hüte jeden Atemzug, denn er hat dir viel mehr zu geben als bloß Sauerstoff!"

Lass dich auf eine kleine Entdeckungsreise durch die phantastische Welt deiner Atmung mitnehmen und dir völlig neue Erfahrungsräume öffnen, die dir tatsächlich ein freieres, leichteres, entspannteres, fruchtbareres, glücklicheres, gesünderes, erfolgreicheres, erfüllteres und erfüllenderes Leben schenken werden!

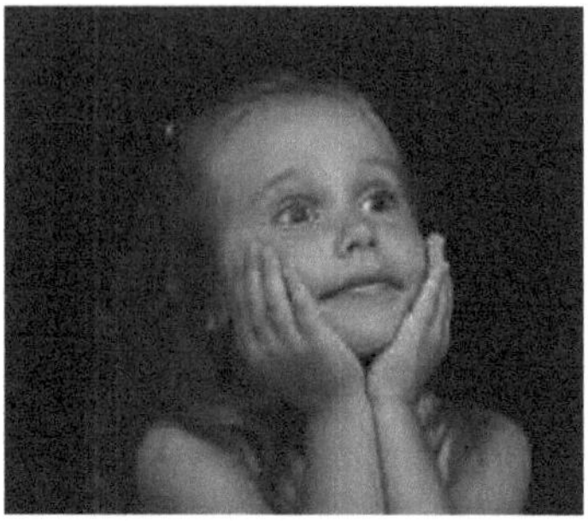

Nein, all das ist nicht übertrieben – sei gespannt!

Wissenswertes zu deiner Atmung

Mit deinem ersten Atemzug hat dein Leben als selbstständiges Wesen begonnen; und mit deinem letzten Atemzug wird es eines Tages enden. Du kannst im Bereich von Wochen ohne Nahrung auskommen, im Bereich von Tagen ohne Wasser aber nur wenige Minuten ohne Sauerstoff.

Deine Atmung ist somit eine der wesentlichsten Lebensfunktionen.

Frisch eingeatmeter Sauerstoff sorgt dafür, dass dein arterielles Blut mit frischem Sauerstoff versorgt wird. Und du brauchst ihn auch für deinen Stoffwechsel und für die Versorgung mit frischen Nährstoffen. Abgesehen davon sorgt Sauerstoff auch dafür, dass die Abfallstoffe über dein venöses Blut abtransportiert werden.

Und Sauerstoff ist der Hauptbestandteil in deinem Energiestoffwechsel, bei dem in den Mitochondrien – also den Energiekraftwerken des Körpers – Energie gewonnen wird.

Wir Menschen haben leider die Tendenz, einfache und dabei wesentliche Dinge als zu selbstverständlich zu nehmen – und so wird uns meist erst dann klar, wie wichtig frische Luft für uns ist, wenn sie uns fehlt; wenn wir schwer atmen oder gar zu ersticken drohen.

Erst dann nehmen wir wahr, wie wohltuend es ist, frei und tief durchatmen und frische Luft in uns aufnehmen zu können.

Kennst du dieses Phänomen?

Wieviel Wertschätzung schenkst du deiner Atmung?

Und allen anderen Funktionen deines wundervollen Körpers?

Und wenn ich schreibe „wundervoll“, dann meine ich das wörtlich. Denn der menschliche Körper ist ein Wunderwerk der Natur; und ich finde, wir sollten ihm viel mehr Wertschätzung entgegenbringen; anstatt uns nur darüber aufzuregen, wenn etwas nicht so ideal abläuft.

Die wichtigste Funktion deiner Lunge ist der Gasaustausch zwischen Sauerstoff (O_2) und Kohlendioxid (CO_2) aus deinem Blut.

Dieser Gasaustausch ist überlebenswichtig, denn dein Organismus braucht Sauerstoff für die Stoffwechselvorgänge in den praktisch allen Zellen.

Beim Einatmen strömt Luft durch deinen Mund oder deine Nase in deinen Körper – daher unterscheiden wir Mundatmung und Nasenatmung. Dabei ist die Nasenatmung um vieles gesünder, weil dabei die Luft durch Härchen und Schleimhäute in deiner Nase gereinigt, angefeuchtet und vorgewärmt wird.

Dann gelangt die Luft durch deinen Rachen – vorbei an deinem Kehlkopf und deinen Stimmbändern –, durch Luftröhre, Bronchien und Bronchiolen bis in die Lungenbläschen (Alveolen). Dort findet der eigentliche Gasaustausch zwischen deinem Körper und der Außenwelt statt.

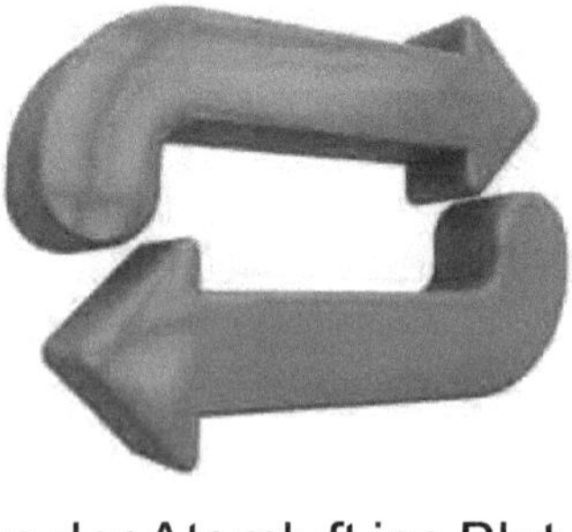

Sauerstoff wird aus der Atemluft ins Blut des Lungenkreislaufs aufgenommen und über die Blutzirkulation in all deine Gewebe transportiert.

Während der Sauerstoff im Stoffwechsel der Zellen verbraucht wird, entsteht als Abfallprodukt das Kohlendioxid.

Dieses gelangt über das Blut zurück zu deiner Lunge, von wo es in die Umwelt abgeatmet wird.

Das funktioniert folgendermaßen: Kohlendioxidreiches und sauerstoffarmes Blut vom Körper wird von der rechten Herzkammer in Richtung Lunge gepumpt.

Die Blutgefäße, die zu deiner Lunge führen, verästeln sich – ähnlich dem immer feiner werdenden Luftleitsystem in deiner Lunge – auch immer weiter; sodass sich rund um deine Lungenbläschen (die Alveolen) ein Netz aus feinsten Blutgefäßen (das Kapillarnetz) sammelt.

Dadurch fließt das Blut immer langsamer, während die Wände der Blutgefäße immer dünner werden – dasselbe gilt für die Wand der Lungenbläschen, die auch hauchdünn ist. Somit gelangen die Atemgase (durch Diffusion) leicht von einer auf die andere Seite der Alveolen.

In deiner Lunge wandert das Kohlendioxid vom Blut in die Luft und wird abgeatmet. Parallel dazu wird Sauerstoff aus der Atemluft ins Blut aufgenommen; und das nun sauerstoffreiche Blut wird wieder zurück zum Herzen gepumpt und von der linken Herzkammer im restlichen Körper verteilt.

Bei körperlicher Ruhe brauchst du rund 0,3 Liter Sauerstoff pro Minute und musst circa 0,25 Liter Kohlendioxid in der Minute wieder ausatmen.

Um das zu erreichen, schleust du circa sieben Liter Luft pro Minute durch deine Lunge.

Da dein Körperinneres in der Lunge direkt der Außenwelt ausgesetzt ist, ist dein Atemapparat ein sehr empfindliches System.

Gemeinsam mit der Luft kommen hier nicht nur flüchtige Gase an; sondern du atmest auch feste Stoffe, Pollen, Staub und andere Kleinstteilchen, die in der Luft schweben, ein.

Und nicht alle finden durch die Ausatmung wieder ihren Weg nach draußen.

Damit solch eingeatmete Teilchen deine Lunge nicht verschmutzen, ist die Innenseite deiner Atemwege mit einer speziellen Schleimhaut mit Schleim produzierenden Becherzellen und Flimmerhärchen überzogen. Durch Husten beschleunigst du den Abtransport des Schleims und hältst den oberen Anteil deiner Atemwege frei.

Parallel dazu fängt der Schleim aus deinen Becherzellen Fremdkörper ab; und die beweglichen Flimmerhärchen transportieren ihn dann ununterbrochen aus deiner Lunge in deine Luftröhre und deinen Rachen. Von dort aus gelangt er durch Schlucken in deine Speiseröhre und in deinen Magen, wo er verdaut wird.

Deine Atmung wird automatisch gesteuert, ist also eine autonome Grundfunktion. Allerdings ist sie auch die einzige automatisch gesteuerte Grundfunktion, die du zumindest zeitweise willentlich beeinflussen kannst.

Dabei hat deine Psyche einen sehr starken Einfluss auf dein Atemzentrum: Angst, Zorn, sexuelle Erregung oder Freude steigern oder hemmen deine Atmung.

Die automatische Regulation erfolgt in deinem Atemzentrum (im Hirnstamm), wo die Ergebnisse verschiedener Rezeptoren ausgewertet werden. Diese sitzen in deinem Gehirn oder in den großen Blutgefäßen und messen vor allem den Kohlenstoffdioxid-Gehalt des Blutes; aber auch den pH-Wert und den Sauerstoffgehalt.

Am wichtigsten ist allerdings der Kohlendioxidgehalt. Je nach Ergebnis dieser Auswertung gibt dein Atemzentrum den Impuls zum tiefen oder flachen Ein- beziehungsweise Ausatmen.

Wenn viel Kohlendioxid (CO_2) in deinem Blut gemessen wird, erhöht dein Atemzentrum die Atemfrequenz, sodass das überschüssige Kohlendioxid in den Lungenbläschen an die Atemluft abgeben wird. Ist hingegen die CO_2-Konzentration zu niedrig, wird die Atemfrequenz verringert.

Die Sauerstoff-Konzentration im Blut hat hingegen einen eher geringen Einfluss auf die automatische Regulation deiner Atmung – nur wenn der Sauerstoffgehalt drastisch absinkt, werden Alarmsignale an das Atemzentrum gesendet, sodass deine Atmung beschleunigt und intensiviert wird.

Aber dieses reagiert auch auf viele nervöse und hormonelle Signale.

So werden die Frequenz und Tiefe deiner Atemzüge ständig an die wechselnden Bedürfnisse deines Körpers angepasst. Allerdings stört Stress diesen gesunden Ausgleich massiv!

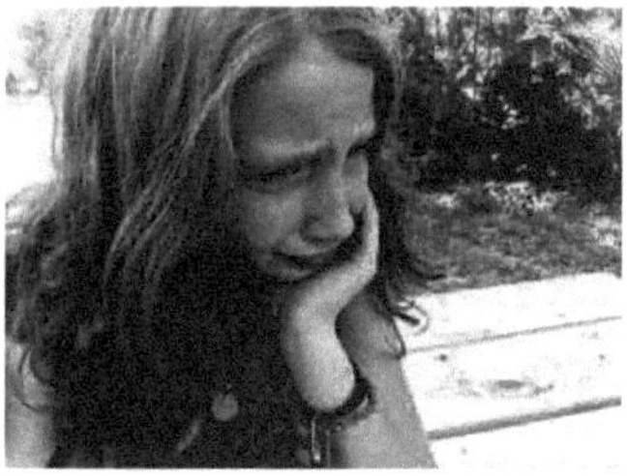

Als erwachsener Mensch atmest du unter Ruhebedingungen etwa 12- bis 15-mal pro Minute ein und aus; und schleust dabei etwa sieben Liter Luft durch deine Lungen.

Als Neugeborenes hattest du eine weit höhere Atemfrequenz: sie lag bei 40- bis 50-mal pro Minute.

Durch Hyperventilieren – also sehr schnelles Ein- und Ausatmen – kannst du dein Atemzentrum überlisten.

Durch dieses Hecheln wird deinem Blut viel CO_2 entzogen, sodass dein Atemzentrum für einige Zeit keine aktivierenden Signale mehr an die Zwischenrippenmuskulatur und das Zwerchfell sendet – und dann stoppt die automatische Atmung.

Und erst wenn der Kohlendioxid-Gehalt im Blut wieder ansteigt, wird das Atemzentrum erneut aktiviert.

Vor allem für die Meditation ist Atmen von zentraler Bedeutung; aber nicht nur dort, denn es hat in allen Weltkulturen und Religionen eine herausragende Stellung als Bewegung des Lebens; denn ohne Atmung existiert kaum ein Lebewesen.

So ist in vielen Kulturen die Vorstellung verbreitet, dass der Atem mit dem Hauch Gottes gleichzusetzen ist.

Daher heißt es:

„Was atmet, atmet ohne unser Zutun, ist also göttlich".

Diese göttliche Dualität Atem-Geist heißt im Hinduismus „Atman" oder „Prana".

Im Buddhismus heißt die Lebensenergie „Qi".

Im Hebräischen ist es der Gotteswind „Ruach".

Der Islam spricht von „Ruh".

Und die antiken griechischen Philosophen bezeichneten Atem und Geist als „Pneuma".

Deine Atemkapazität

Atmen scheint etwas so Selbstverständliches zu sein, dass du dich vielleicht fragst, warum ich mich dieser alltäglichen körperlichen Funktion so intensiv widme, dass ich sogar ein eigenes Buch dazu schreibe.

Aber immerhin hast du dich für die Lektüre entschieden – was mich natürlich freut – und wirst vermutlich positiv überrascht sein, was du mit bewusster Atmung alles in deinem Leben zum Positiven bewegen kannst.

Also sei gespannt!

Glücklicherweise brauchen wir uns meist nicht um unsere Atmung zu kümmern, weil sie ganz unwillkürlich von unserem vegetativen Nervensystem gesteuert wird.

Aber unsere Atmung ist eine vitale Funktion, die wir in ihrer vielseitigen Wirksamkeit leider oft unterschätzen – und bei der eine allzu häufige Tendenz sicht- und fühlbar wird: unsere Tendenz, uns kleiner zu machen, als wir sind.

Das bedeutet, dass die meisten von uns die Tendenz haben, generell zu flach zu atmen. Und dann, wenn wir uns intensiv auf etwas konzentrieren, auch noch den Atem anzuhalten.

Das heißt, wir schöpfen das uns zur Verfügung stehende Atemvolumen kaum je aus.

Und das ist natürlich kontraproduktiv, weil dir nach der Lektüre des letzten Kapitels klar sein dürfte. Vor allem möchte ich dich auf die Tatsache hinweisen, dass dein Gehirn rund 25% deines Sauerstoffs verbraucht.

Aber natürlich brauchen all deine Organe Sauerstoff für die Bereitstellung von Energie.

Also beobachte dich einmal und frage dich:

Habe auch ich die Tendenz, generell zu flach zu atmen?

Und bei Konzentration gar den Atem anzuhalten?

Halte immer wieder inne im Alltag, um das herauszufinden!

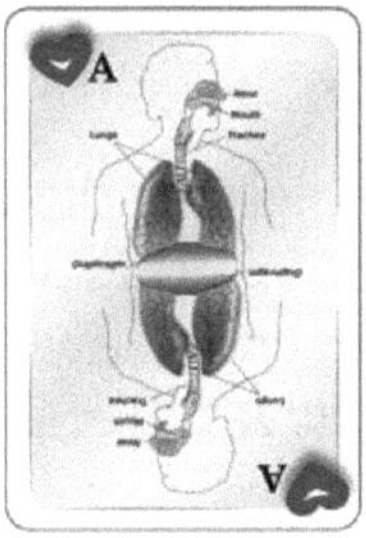

Wenn das auch bei dir der Fall ist, solltest du lernen, dir immer wieder dieser Selbsteinschränkung bewusst zu werden; und dich dann bewusst für mehr öffnen!

- Mehr Sauerstoff,
- aber auch mehr Energie,
- mehr Fülle und Erfolg,
- mehr Gesundheit und Vitalität...

Achte also sehr bewusst auf deine Atmung und frage dich:

Wie sehr schöpfe ich meine Atemkapazität aus?

Und atme ich normal weiter, während ich mich stark auf etwas konzentriere?

Vielleicht sogar etwas tiefer, um meinem Gehirn mehr Sauerstoff zur Verfügung zu stellen?

Oder passiert es mir immer wieder, dass ich bei hoher Konzentration unwillkürlich den Atem anhalte?

Wenn du bemerkst, dass auch du immer wieder aufhörst zu atmen, wenn du dich sehr auf etwas oder jemand fokussierst, dann bewerte das bitte nicht!

Sondern sei froh, dir dessen bewusst geworden zu sein!

Denn erst dann kannst du diese Tatsache ändern – was ich dir wirklich ans Herz legen möchte.

Denn gerade bei hoher Konzentration brauchst du deine höheren mentalen Zentren; und genau diese haben einen besonders hohen Sauerstoffbedarf.

Deine höheren mentalen Zentren sitzen in deine Hirnrinde; also sollte diese funktionsfähig sein, wenn es um etwas Wichtiges geht.

Daher ist es vor allem dann sinnvoll, möglichst tief zu atmen – und nicht immer erst dann, wenn deine Sauerstoff-Rezeptoren aufgrund des Mangels, den sie wahrnehmen, Alarm schreien; und du unwillkürlich nach Luft schnappst.

Abgesehen davon bietet dir deine Atmung – und wie du damit umgehst – zwei wertvolle Analogien.

Einerseits signalisiert dir deine Atmung, wie es in deinem Leben mit dem Ausgleich von Geben und Nehmen aussieht.

Und das kannst du ganz leicht nachvollziehen.

Halte in der Lektüre kurz inne und achte darauf, wo du in deinem Atemrhythmus gerade stehst. Frage dich:

Wo befinde ich mich gerade in meinem Atemrhythmus?

Kann ich aus dieser Position mehr einatmen?

Oder mehr ausatmen?

Meiner Erfahrung nach halten Menschen, die besser geben als nehmen können, vorwiegend im ausgeatmeten Zustand inne.

Ist das auch bei dir der Fall?

Dann kannst du aus dieser Atemposition weit mehr ein- als ausatmen. Und das soll natürlich keine Bewertung sein, sondern bloß deine Achtsamkeit wachrütteln.

Aber es gibt noch eine weitere wertvolle Analogie. Viele von uns nützen viel zu wenig von unserem menschlichem Potenzial. Und das drückt sich dann auch in der Atmung aus, indem wir nur einen Bruchteil unseres Atemvolumens ausschöpfen.

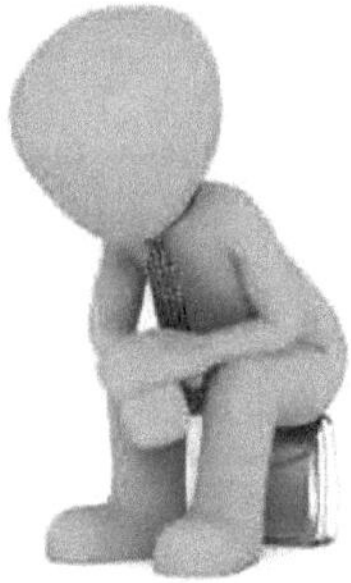

Auch dazu habe ich einige Fakten für dich, deren Verständnis deine Bewusstheit für deine Atmung schärfen möchte.

Deine Lunge ist ein schwammartiges Gewebe mit vielen elastischen Fasern. Daher würde sie sich zusammenziehen, wenn sie könnte, wie sie möchte. Aber das kann sie nicht, weil sie durch ein Vakuum an den Rippenkorb und das Zwerchfell angepresst wird.

Das heißt, dass auch im extrem ausgeatmeten Zustand immer noch Luft in deinen Lungenflügeln bleibt – das sogenannte Restvolumen.

Das zu beatmende Volumen teilt sich allerdings auch in drei Volumina auf: neben dem üblichen Atemvolumen bleiben ein exspiratorisches und ein inspiratorisches Reserve-Volumen.

Daher kannst du über deine normale Atmung hinausgehend immer noch weiter ein-, aber auch ausatmen.

Und das lässt sich mit folgendem Spiel leicht nachvollziehen:

Atme eine Weile ruhig und regelmäßig in deinem normalen Rhythmus und dann achte darauf, wie weit du aus deiner üblichen Ausatem-Position noch weiter ausatmen kannst – damit erkennst du dein exspiratorisches Reserve-Volumen.

Und dein inspiratorisches Reserve-Volumen macht die Luftmenge aus, die du aus deiner üblichen Einatem-Position noch weiter einatmen kannst.

Und jetzt überlege:

Wann, glaubst du, wird deine Sauerstoff-Versorgung besser sein: in deiner normalerweise eher flachen Atmung?

Oder im weiteren Ausschöpfen deiner beiden Reserve-Volumina?

In meinen Seminaren bringe ich dazu ein eingängiges Beispiel. Stell dir vor, du trinkst abends ein Glas Wasser – aber du trinkst nicht alles aus. Und morgens füllst du das Glas nur nach.

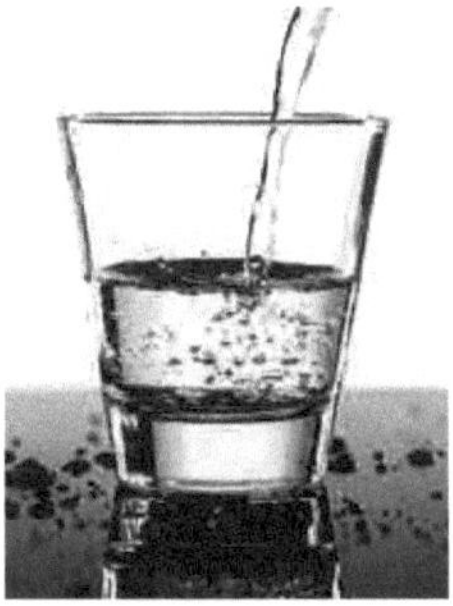

Wann wird das Wasser besser sein?

Wenn du abends fast alles ausgetrunken hast, also nur mehr wenig altes, abgestandenes Wasser übrig ist; sodass du recht viel frisches Wasser nachfüllen musst?

Oder wenn noch viel abgestandenes Wasser im Glas geblieben ist; du daher nur wenig frisches Wasser nachfüllen kannst?

Bei deiner Atmung ist es dasselbe. Je tiefer du vor der nächsten Einatmung ausgeatmet hast, umso mehr Raum hast du für frische, mit Sauerstoff gesättigte Luft frei; die sich in das Restvolumen (das immer in deiner Lunge bleibt) mischt.

Dann enthält deine Atemluft natürlich weit mehr Sauerstoff; als wenn du nur flach ausgeatmet hast.

Und dieses Mischungsverhältnis verbessert sich noch weiter, wenn du auch dein inspiratorisches Reservevolumen möglichst weit ausschöpfst; also möglichst viel frische Luft einatmest – und damit Lungenareale füllst, die bei flacher Atmung gar nicht belüftet werden.

Wie wäre es, wenn du dir vornehmen würdest, in Zukunft zumindest einmal stündlich deine Atemkapazität für einige Atemzüge voll auszuschöpfen?

WOHLTUENDE KÖRPER-ATMUNG

5 zu 3 Atmung

Ein Atem-Rhythmus, der sich gut bewährt hat ist die 5 zu 3 Atmung.

Atme du 5 Herzschläge lang aus.

Und zähle während der Einatmung nur bis 3.

Wenn dir dieser Rhythmus nicht behagt, finde einen eigenen, für dich passenderen; achte jedoch immer darauf, mehr Gewicht auf die Ausatmung zu legen!

Der Sinn dahinter ist, der, dass auch unsere Atmung den organischen Wechsel zwischen den beiden Anteilen unseres vegetativen Nervensystems spiegelt:

- das Einatmen steht unter der Kontrolle des aktiven Sympathikus
- und das Ausatmen unter jener des Parasympathikus.

Das bewirkt, dass du, wenn du eine Weile den 5 zu 3 Rhythmus beibehältst, dadurch mehr unter die Kontrolle des Parasympathikus gerätst; was auch bereits in kürzeren Phasen einen positiven Effekt auf deine Entspannung und Regeneration hat.

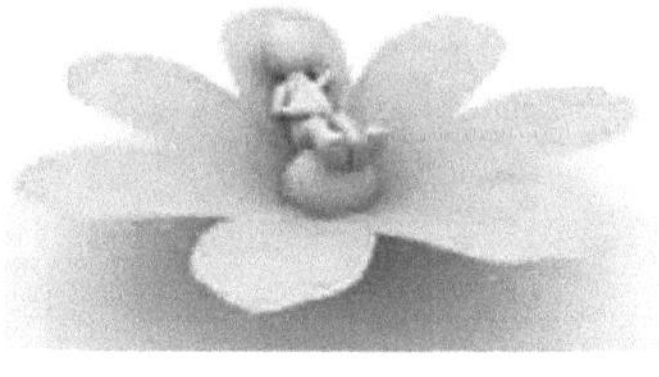

Aber je länger du diesen Atem-Rhythmus aufrechterhalten kannst, umso mehr kannst du deine Entspannung fördern; und damit zugleich auch den Erholungsfaktor erhöhen.

Dieses Phänomen kannst du mir einfach glauben, aber du kannst es auch selbst erleben.

Ist dir schon einmal aufgefallen, dass sich dein Puls zwischen Ein- und Ausatmung verändert?

Um dir diesen Unterschied bewusst zu machen, kannst du deine zusammengelegten Fingerspitzen seitlich auf deinen Hals legen; oder deine Handfläche auf dein Herz oder eine andere Stelle deines Körpers, an der du deinen Puls fühlen kannst.

Dann atme ruhig und regelmäßig und achte währenddessen auf deinen Puls – und nimm wahr, wie er sich zwischen Ein- und Ausatmung verändert!

Bemerke, wie er sich in der Einatmung beschleunigt, während er beim Ausatmen langsamer wird!

Lass dir wirklich Zeit, diesen Unterschied wahrzunehmen, denn die Eigenwahrnehmung wird weit überzeugender sein als die bloße Lektüre meiner Erklärung.

Diese Erfahrung macht dir den Wechsel zwischen Sympathikus und Parasympathikus deutlich.

Bevor du die 5 zu 3 Atmung zelebrierst, atme erst möglichst weit aus!

Und wundere dich, wie viel Luft du nach der normalen Ausatmung noch aus deiner Lunge ausstoßen kannst – umso mehr, je langsamer du ausatmest.

Dann atme auch möglichst tief ein – wieder ganz langsam, um den elastischen Fasern in deiner Lunge Zeit zu geben sich zu dehnen; und viel weiter als in deiner normalerweise eher flachen Atmung!

Und wundere dich auch da wieder über die erstaunliche Kapazität deiner Lunge!

Dies ist mir bei einer Lungenfunktions-Prüfung klar geworden. Wenn ich rasch ausatmen soll, kann ich lang nicht so weit ausatmen, wie wenn ich die Luft ganz langsam ausblasen kann.

Ist dir dieses Phänomen vielleicht auch schon einmal aufgefallen?

Aber dasselbe gilt für die Einatmung: je langsamer ich einatme, umso mehr Luft kann ich aufnehmen.

Ich bin immer wieder aufs Neue erstaunt über meine enorme Vitalkapazität; und könnte mir vorstellen, dass es dir ähnlich geht.

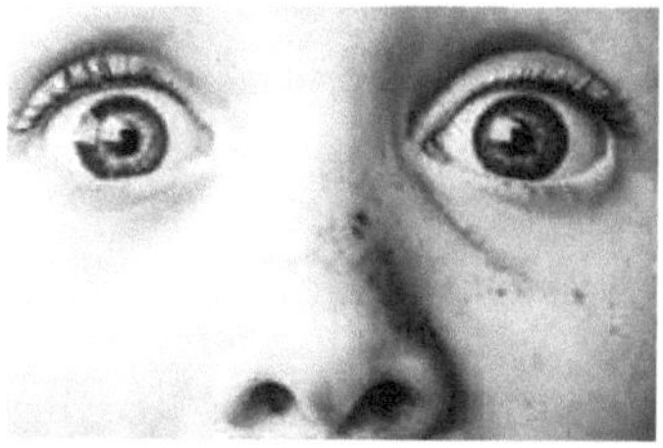

Warum das so wichtig ist, habe ich dir bereits erklärt; aber nun hast du es – hoffentlich – auch selbst erfahren.

Also nimm dir immer wieder im Alltag Zeit, um 5 Herzschläge lang auszuatmen und dann jeweils 3 Herzschläge lang einzuatmen!

Mach das für einige Minuten und beobachte den wohltuenden Effekt!

Stress-lass-nach-Atmung

Stress ist nicht nur in aller Munde – ich kenne kaum jemand, der sich nicht unter Stress fühlt –, aber die wenigsten wissen, wie schädlich ihr Stress ist.

Und ebenso wenigen ist klar, dass wir unserem Stress nicht hilflos ausgeliefert sind, wenn wir die Mechanismen, die dabei wirksam werden, verstehen.

Denn dann können wir diesem längst überholten Reaktionsmuster entgegenwirken. Und das zeige ich dir in meinem Stress-Lösungsprogramm, das du hier findest:

https://lebenswert365.info/frei-von-stress1/

Was du bei akutem Stress aber sofort anwenden kannst, ist die Blasebalg-Atmung, die ich dir hier ans Herz legen möchte.

Diese kannst du immer dann anwenden, wenn dich jemand oder etwas erschreckt und du dieses typische Adrenalin-Brennen durch den ganzen Körper rauschen spürst.

Kennst du dieses Phänomen?

Wenn du erschrickst und diesen charakteristischen Flash durch den ganzen Körper spürst?

Sei es, dass dich dein Wecker aus dem Tiefschlaf heraus gerissen hat?

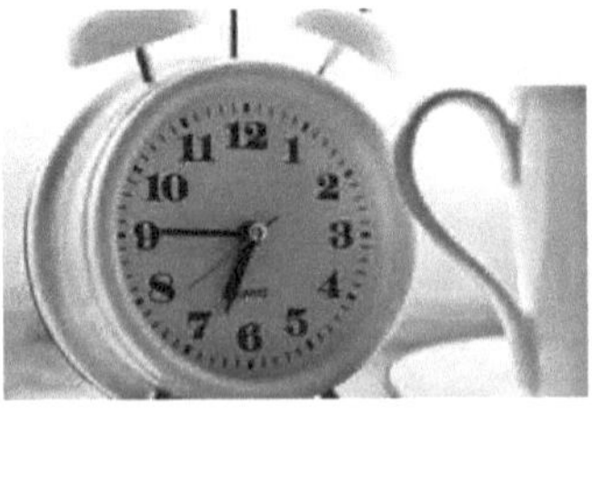

Oder sei es auch im Straßenverkehr, wenn dir ein anderer Verkehrsteilnehmer den Vorrang nimmt und du gerade noch einen Unfall vermeiden kannst?

Oder sei es auch bloß, wenn etwas Schweres hinter dir umfällt und du von diesem lauten Krach erschreckt wirst?

Oder wenn dich beim Laufen ein fremder Hund anspringt?

Oft auch wenn du eine ungute Nachricht bekommst?

Oder dich plötzlich bedroht fühlst?

Wenn dir so etwas geschieht, dann solltest du die Blasebalg-Atmung parat haben; also übe sie für den Ernstfall!

Atme zuerst ganz tief ein – wirklich so weit, wie es dir im Augenblick möglich ist – und dann blase in mehreren kürzen Stößen mit einem lauten „Tsch Tsch Tsch" (ähnlich einer Lokomotive) die Luft aus deiner Lunge heraus!

Dazu spanne immer wieder ruckartig das Zwerchfell an, sodass dieses von unten her ruckartig deine Lunge auspresst – und zwar so lang, bis wirklich keine Luft mehr herausgeht.

Diese Atmung wirkt sehr reinigend und erfrischend. Allerdings solltest du sie nicht allzu lang aufrechterhalten, weil dir sonst schwindlig wird – das ist zwar nicht gefährlich, kann aber unangenehm sein und beängstigend wirken.

Du kannst mit dieser Atemtechnik relativ rasch Stresshormone abbauen und auf diese Weise akute Spannung abreagieren; allerdings gilt es, wirklich daran zu denken.

Ich habe sie bei mir so automatisiert, dass ich automatisch in die Blasebalg-Atmung verfalle, wenn ich erschrecke – so wie bei einer Operation, als der Assistent beim Nachspritzen des Betäubungsmittels einen Nerv erwischt und mir damit einen irren Schmerz verursacht hat.

Daraufhin erschrak auch der Chirurg und fragte, ob er die Operation abbrechen sollte.

Nein, beruhigte ich ihn, ich müsse nur den massiven Stress ob des akuten Schmerzes abatmen ☺.

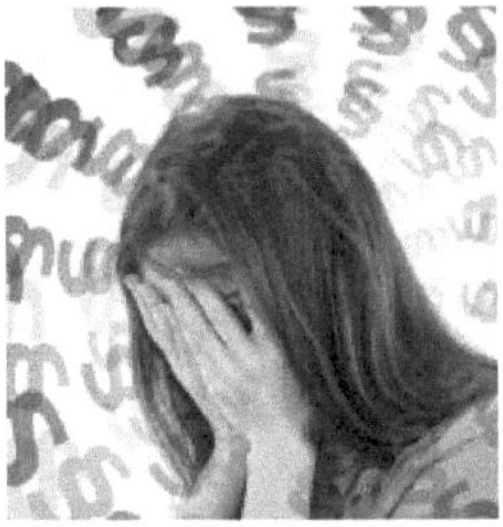

Hab auch du den Blasebalg im Hinterkopf, denn er ist wirklich sehr wirksam, um akuten Stress abzuatmen!

Und nimm dir vor, auch wirklich daran zu denken – denn allein diese Technik zu kennen, wird nicht ausreichen, um dich aus den Stresshormonen zu retten.

Atme Ent-Spannung!

Wann immer du dich verspannt fühlst, gönne dir diese sehr entspannende und beruhigende Atmung!

Dabei geht es vor allem darum, die beiden Pole auszuloten: also zuerst die Anspannung möglichst stark werden zu lassen, um dann in die Tiefenentspannung zu gehen und die Entspannung umso besser wahrnehmen zu können.

Halte inne in dem, was du tust, atme tief ein und halte den Atem an, während du möglichst alle Muskeln deines Körpers maximal anspannst – halte dies so lang du kannst.

Dann lass mit einem erleichterten Ausatemzug die Anspannung los und nimm wahr, wie angenehm sich das anfühlt!

Wiederhole diesen Wechsel einige Male und nimm dir am Ende etwas länger Zeit, die Tiefen-Entspannung zu genießen!

Diese Atemtechnik kannst jederzeit leicht einsetzen – im Stehen, Sitzen oder Liegen – und sie wird dich in ihrer enormen Wirksamkeit erstaunen.

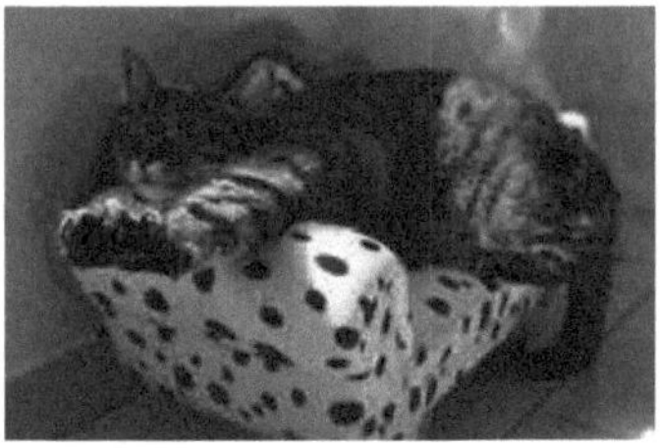

Also gönne sie dir immer wieder sehr bewusst…

Herz-Atmung

Auch diese Technik ist sehr wohltuend und wertvoll; und sie stammt aus der wundervollen „Herz-Intelligenz“-Forschung.

Die bewusste Herz-Atmung ist besonders wirksam, um chronischen Stress zu lösen; also erinnere dich immer daran, wenn du dich mehr und mehr in die Enge getrieben oder überfordert fühlst!

Wenn dir bewusst wird, dass du unter der Wirkung deiner – alles andere als gesunden – Stresshormone stehst, dann halte für einige Augenblicke inne und gönne dir diese kleine „Auszeit“.

Sei es vor einer wichtigen Entscheidung, die dir schwerfällt; oder wenn du unter massivem Zeit- oder Leistungsdruck stehst; bei einer anspruchsvollen Herausforderung oder in einer prekären Verkehrssituation...

Erinnere dich daran, dass du in deinem Lebens-Spiel nicht nur Schauspieler/in bist, sondern auch Autor/in und Regisseur/in – dass du also jederzeit die Pause-Taste drücken kannst.

Tu dies in Gedanken und tritt einen Schritt zurück, um deine Aufmerksamkeit weg zu richten von deinem rasenden Verstand und in die Gegend deines Herzens zu lenken.

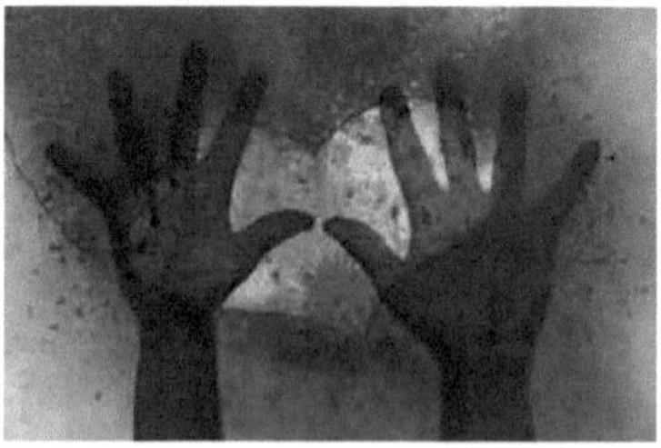

Wenn du möchtest, kannst du dazu eine Hand oder beide auf dein Herz legen – real oder bloß in der Vorstellung.

Halte bei dem, was du gerade tust, inne und stell dir vor, für eine Weile nicht durch deine Lunge zu atmen, sondern durch dein Herz – wähle auch hier den 5 zu 3 Rhythmus!

Fühle dabei sehr bewusst, wie du in dein Herz einatmest und dann wieder aus deinem Herzen ausatmest; sodass sich dieses beim Einatmen erweitert und bei der Ausatmung wieder in seine natürliche Größe zurückkehrt!

Nach einigen Augenblicken der Herz-Atmung vergegenwärtige dir ein positives Gefühl – mithilfe einer glücklichen Erinnerung, einer erfreulichen Perspektive, eines Erfolgserlebnisses, eines Herzenswunsches, etwas Dankenswertem, einer glücklichen Liebeserfahrung oder etwas, das dich zum Lächeln bringt...

Spür, wie sich dein Lächeln entfaltet und langsam über dein ganzes Gesicht ausbreitet!

Zuerst lässt es deine Augenpartie lächeln, sodass diese kleinen Lachfältchen erscheinen, und dann bezieht es mehr und mehr dein ganzes Gesicht mit ein – deine Lippen, deine Wangen, deine Nase und die Ohren, deine Stirn bis über deine Kopfhaut... und dann breitet es sich auch nach unten hin aus und erfüllt deine Brustorgane... dann mehr und mehr auch deine Bauchorgane... so lang, bis es deinen ganzen Körper erfüllt...

Und vergiss dabei nicht, durch dein Herz ein- und auszuatmen!

Und wenn du diese Atmung vor einer wichtigen Herausforderung zelebrierst, dann frage dich aufrichtig, welche Entscheidung aus Sicht deines Herzens angebracht wäre; also welchen Weg deine Seele bevorzugt und lausche aufmerksam auf deine innere Stimme!

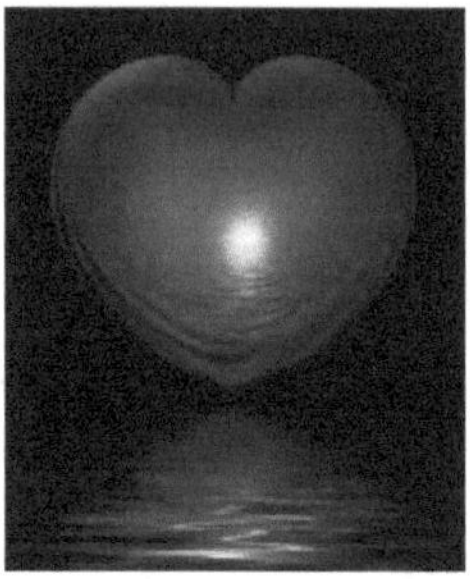

Eine heilsame Kombination ist es auch, deine Atmung mit den beiden Phasen deiner Liebe zu kombinieren:

Während du aus deinem Herzen ausatmest, schicke einer geliebten Person – vielleicht auch dir selbst im Spiegel – Liebe!

Und während der Einatmung in dein Herz nimm diese Liebe an.

Und nimm nicht nur wahr, wie wohltuend sich deine Herz-Atmung anfühlt, sondern wie effektiv sie dich aus deinem Stress herausholt!

Hab viel Erfolg im Spiel mit dieser heilsamen Atem-Vorstellung!

Bauch-Atmung

So wohltuend es ist, durch dein Herz zu atmen, wie ich dir im letzten Kapitel beschrieben habe, so wertvoll ist auch die Bauch-Atmung.

Sie ist eigentlich die natürlichste Sache der Welt und eine großartige Entspannungsmethode – aber leider haben wir sie alle verlernt.

Ohne zu atmen, können wir nicht überleben. Daher ist unsere Atmung eine autonome Funktion und läuft selbständig und ohne unsere bewusste Kontrolle ab; aber wir können sie auch bewusst kontrollieren – das habe ich dir anfangs ja erklärt.

Auch dass sie an unser Befinden gekoppelt ist und stark auf unseren Alltagsstress reagiert – und unter der Wirkung unserer Stresshormone ungesund wird.

Aber du kannst lernen, deine Bauchatmung wieder in Besitz zu nehmen, um deinen Stress besser zu meistern.

Vielleicht fragst du dich nun:

Was hat mein Bauch mit meiner Atmung zu tun?

Atme ich nicht durch meine Lungen?

Lass es dir erklären!

Wenn du einatmest, muss sich deine Lunge ausdehnen, um das zusätzliche Luftvolumen aufzunehmen.

Zur Seite hin kann sie das nur begrenzt, denn der sie umgebende Rippenkorb kann sich nur wenig erweitern.

Aber nach unten zu kann sie sich gut erweitern; und drückt damit das Zwerchfell nach unten. Dieses drückt wiederum auf die Eingeweide, die nun nach vorne ausweichen; und dadurch natürlich deinen Bauch nach außen wölben.

Um das bewusst wahrzunehmen, lege, während du atmest, eine Handfläche auf deinen Bauch!

In der richtigen Atmung spürst du wie sich beim Einatmen deine Bauchdecke mehr oder weniger nach vorne hin auswölbt.

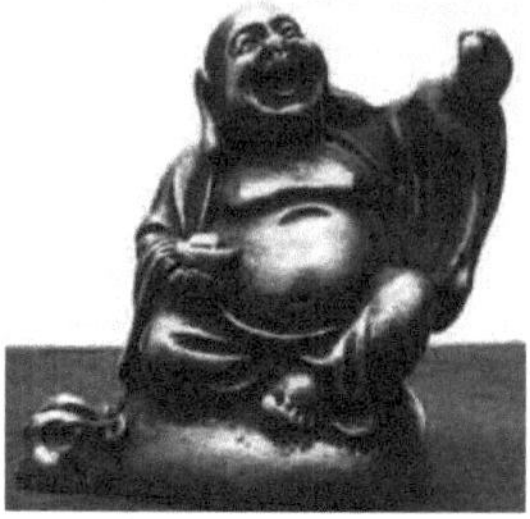

Warum mehr oder weniger?

Weil viele Menschen – besonders junge Frauen, die sich ohnehin zu dick vorkommen – ihren Bauch nicht gern rausstrecken. Und das ist fatal, weil Bauch-Atmung so wichtig ist.

Wenn es dir ähnlich geht, hoffe ich, dich von den Vorteilen dieser gesunden Atmung zu überzeugen.

Setze dich möglichst gerade auf einen Sessel und halte auch den Kopf gerade. Dann lass deine Schultern mit einem entspannten Seufzer nach hinten unten fallen.

Nun lege eine Handfläche auf deinen Bauch und atme zuerst ganz tief aus – blase möglichst viel verbrauchte Luft aus deiner Lunge heraus!

Dann atme langsam ein und stell dir dabei vor, ein Glas zu füllen: zuerst füllt sich der untere Bereich, dann der mittlere und erst am Schluss der obere.

Dehne also deine Lungen zuerst nach unten hin aus und spür, wie das Zwerchfell nach unten drückt und deinen Bauch nach außen wölbt...

Erst dann fülle die mittleren Lungenareale...

Und ganz am Ende auch die Lungenspitzen hinter deinen beiden Schlüsselbeinen.

Und du kannst die Bauch-Atmung noch wirkungsvoller machen, wenn du die Atempausen etwas ausdehnst – einige Sekunden oder einfach so lang, wie es sich für dich gut anfühlt.

Tief in deinen Bauch zu atmen, ist eine höchst wirksame Entspannungs-Technik, wenn du sie richtig durchführst. Und genau das gilt es, wieder zu lernen.

Wieder zu lernen?

Ja, denn jeder gesunde Säugling zeigt dir, wie natürliche Bauch-Atmung funktioniert. Aber je mehr du unter Stress stehst, umso eher wirst du diese gesunde Atmung verlernen; weil deine Atmung sofort auf deine Stimmung reagiert und flach wird.

Wenn es dir gut geht, atmest du automatisch tief, regelmäßig und langsam.

Aber wenn du dich ärgerst, kränkst oder fürchtest, verspannt sich deine Muskulatur und engt deinen Brust- und Bauchraum ein; dann wird deine Atmung flach, unregelmäßig und rasch – und du wirst kurzatmig und bekommst zu wenig Sauerstoff.

Daher nützt du unter Stress nur einen Bruchteil deiner Atemkapazität und gelangst in einen Sauerstoffmangel, der vor allem für dein Gehirn fatal ist. Erinnere dich: es braucht rund ein Viertel deines Sauerstoffs.

Ist dir klar, wie hoch der Sauerstoffbedarf für deine mentalen Leistungen ist?

Dann beobachte, wie dich konzentrierte geistige Arbeit ermüdet, auch wenn du „nur" beim Schreibtisch sitzt!

Tatsächlich folgt deine Atmung deinen Stimmungen.

Aber du kannst die Richtung auch umpolen und lernen, deine Atmung bewusst einzusetzen, weil dein Körper zwei widersprüchliche Zustände nicht gleichzeitig aufrechterhalten kann.

Daher kann sich dein Stress nicht halten, wenn du tief in deinen Bauch hinein atmest.

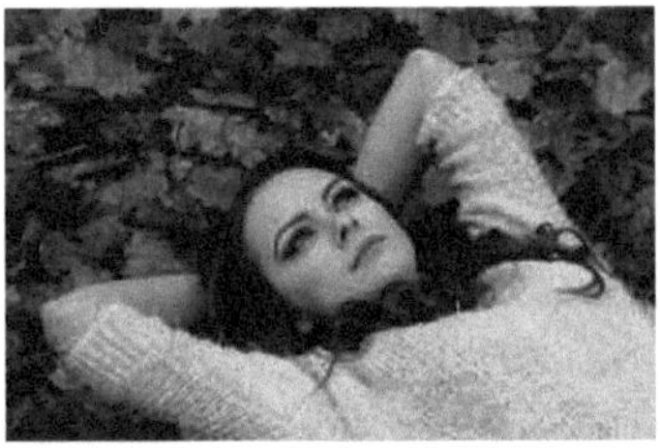

Abgesehen davon fördert das vermehrte Sauerstoff-Angebot deine mentalen Fähigkeiten.

Somit wirkt die Bauch-Atmung nicht nur entspannend, sondern sie macht dich auch klüger und kreativer; und lässt dich stressiger Herausforderungen entspannter und souveräner meistern.

Darüber hinaus massiert sie deine Eingeweideorgane und regt deine Verdauung ebenso an wie deinen gesamten Stoffwechsel.

Und sie fördert dein Herz-Kreislauf-System.

Übe diese Atmung immer wieder, um sie in deine Gehirnbahnen einzuspeichern und zum Automatismus zu machen!

Nütze beispielsweise deine Wartezeiten bei einem Amt, auf öffentliche Verkehrsmittel oder vor einem Rendezvous dafür! Das bringt dir doppelten Gewinn, weil du lästige Zeiten quälender Ungeduld mit sinnvollem Inhalt erfüllst.

Und spiele immer wieder damit, wenn du merkst, dass dich dein Stress wieder allzu fest im Griff hat und du gar nicht mehr von deiner Palme herunterkommst ☺.

Atme tief in deinen Bauch hinein, ehe du explodierst. Aber auch dann, wenn du allzu gereizt reagierst, weil irgendetwas nicht deinen Erwartungen entspricht.

Aber vor allem zelebriere die Bauch-Atmung, wenn du Gefahr läufst, ins Burnout zu kippen.

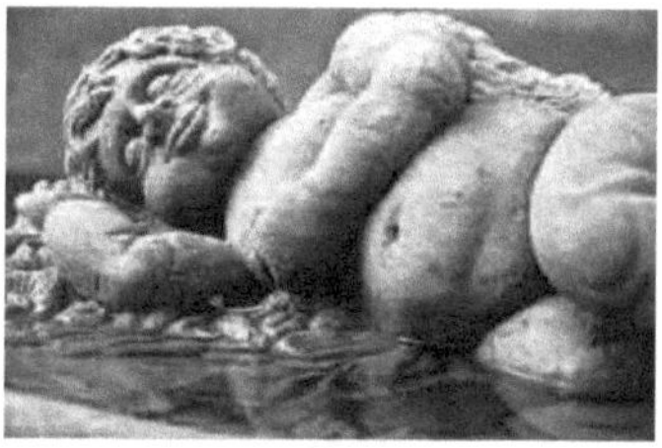

Und auch vor dem Einschlafen wird sie dir wohltun, weil du viel entspannter schlafen wirst, als wenn du sogar nachts den Bauch einziehst – weil du es so gewöhnt bist, dass du gar nicht mehr anders kannst.

Stille Atmung

Diese Atmung mag dir anfangs merkwürdig vorkommen.

Aber du wirst sehen, sie ist in ihrer beruhigenden Wirkung sehr heilsam und sollte daher unbedingt Platz finden in deinem reich gefüllten Atem-Werkzeugkasten.

Spiele damit und nimm wahr, wie wohl sie dir tut!

Atme gaaaaaaanz langsam und behutsam ein und aus – und zwar ohne Pausen dazwischen, also ununterbrochen; so als würdest du mit deiner Atmung immer wieder einen Kreis schließen!

Atme dabei so zart, dass du mit dem Luftstrom deiner Atmung die Flamme einer vor dir stehenden Kerze kaum in Bewegung bringst!

Das kannst du zuerst mit einer realen Kerze probieren, um zu sehen, wie ruhig deine Atmung dafür sein muss.

Aber wenn du dies einmal erfahren hast, reicht es auch, dir dies nur vorzustellen – dein Gehirn kann nicht unterscheiden, ob du etwas „real erlebst" oder „dir nur vorstellst".

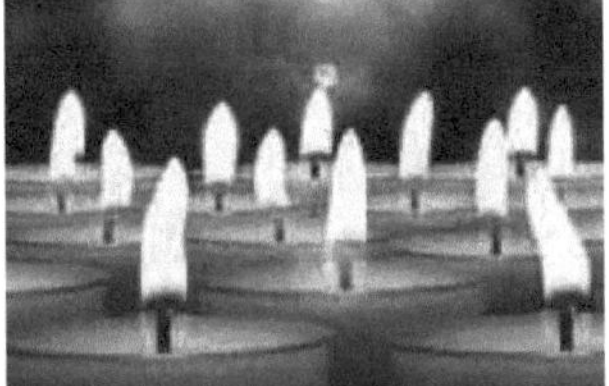

Anfangs wird das gar nicht leicht sein, weil du – aufgrund der Verlangsamung deiner Atmung – den Eindruck gewinnen magst, in Luftnot zu kommen.

Wenn du dies wahrnimmst, dann atme wieder einige Augenblicke lang normal weiter, ehe du wieder in die stille Atmung wechselst.

Nach einer Weile wird dir diese Atmung angenehm sein und sich beruhigend anfühlen – wenn du dein Tempo gefunden hast.

Nimm die wohltuende Wirkung dieser Atemtechnik wahr; und gönne sie dir immer wieder, um deine Mitte wieder zu finden und „von der Palme herunter zu kommen", auf die dich der Alltagsstress gejagt hat ☺!

Diese Atmung wirkt deshalb Stress lösend und heilsam, weil sie dich in ihrer wohltuenden Entschleunigung in den Parasympathiko-Tonus bringt.

Damit kommst du also unter die Kontrolle jenes Teils deines vegetativen Nervensystems, der für Ruhe und Regeneration zuständig ist.

Hab viel Erfolg dabei!

Summ-Atmung

Wenn du durch die Nase summst, stimulierst du deinen Vagus-Nerven; regst also deinen Parasympathikus an, der deine Entspannung ebenso fördert wie deine Regenerations- und Selbstheilungs-Prozesse.

8 von unseren 12 Hirnnerven stimulieren das parasympathische System – speziell den Vagus-Nerv – und schenken uns Entspannung und Erholung.

Dazu gilt es, die Luft in uns mit den drei Buchstaben A, U und M auf spezielle Art oszillieren zu lassen.

Atme jeweils tief und kürzer ein und ebenso tief und länger aus; und singe jeweils in der Tonhöhe, die dir angenehm ist.

Beginne damit, möglichst tief einzuatmen und atme dann mit weit geöffnetem Mund den Vokal A aus – und spür dabei, wo die Luft vor allem vibriert!

Dann singe mit leicht geöffnetem Mund den Vokal U – und spür, wo du die Luft vor allem oszillieren fühlst!

Und dann summe mit geschlossenem Mund M, während du durch die Nase ausatmest – und nimm das intensive Vibrieren wahr, das du damit vor allem im Bereich deines Kopfes erzeugst.

Vielleicht fällt dir auf, dass die 3 Buchstaben zusammen das AUM aus der Yogalehre ergeben.

Wenn du diese 3 Laute verbindest, beginnst du im Bauchraum mit dem A, lässt die Atmung über das U nach oben wandern und dann mit dem summenden M über deinen Scheitel hinaus ins Universum schwingen...

Chakren-Atmung

Wenn die Energiezentren entlang deiner Wirbelsäule – deine Chakren – für dich Realitätswert haben; und du dir etwas Gutes tun möchtest, dann empfehle ich dir diese Chakren-Atmung.

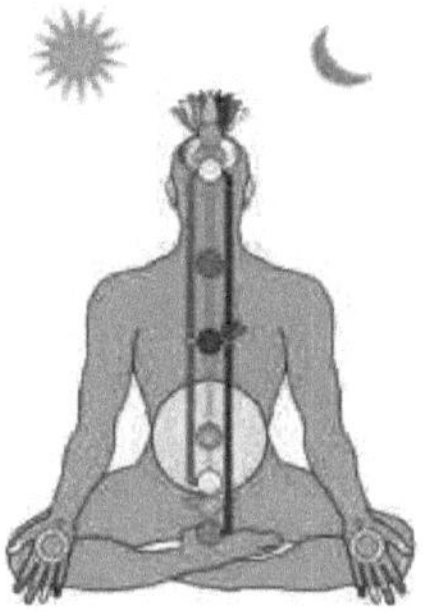

Deinen 7 Haupt-Chakren werden diese Farben zugeordnet:

- Rot dem Wurzel-Chakra am unteren Ende der Wirbelsäule – es öffnet sich nach unten,
- Orange dem Sakral-Chakra etwas unter dem Nabel – es öffnet sich nach vorne,
- Gelb dem Solarplexus-Chakra in der Magengrube – es öffnet sich nach vorne,
- Grün oder Rosa dem Herz-Chakra in der Mitte der Brust – es öffnet sich nach vorne,
- Hellblau dem Hals-Chakra über dem Kehlkopf – es öffnet sich nach vorne,
- Indigo dem Stirn-Chakra zwischen den Augenbrauen – es öffnet sich nach vorne,
- Violett, Weiß oder Gold dem Scheitel-Chakra am Scheitel – es öffnet sich nach oben.

Wenn du mehr über deine Chakren (ihre Bedeutungen und Wirkungen) erfahren möchtest, verweise ich dich auf entsprechende Literatur, die du überall finden kannst.

Hier möchte ich dir einfach ans Herz legen, mit deiner Atmung deinen 7 Haupt-Chakren ihre jeweilige Farbe zu „schicken", beziehungsweise dir vorzustellen, dass sie in ihrer jeweiligen Farbe aufblühen wie Blumen.

Atme eine Weile ruhig und regelmäßig, um zur Ruhe zu kommen und dann richte deine Aufmerksamkeit auf ein Chakra nach dem anderen; bleibe jeweils eine Weile dort und visualisiere die entsprechende Farbe möglichst intensiv und leuchtend.

Vielleicht kannst du das jeweilige Chakra fühlen und wahrnehmen, wie es sich dreht wie ein Rad (Chakra heißt übersetzt Rad) oder aufblüht wie eine Blume (in der Yoga-Tradition wird von Lotusblüten gesprochen) – sei einfach offen für die Eindrücke, die du wahrnimmst!

Es kann auch sein, dass du bei den fünf mittleren Chakren ihre hintere Öffnung wahrnehmen kannst: im Kreuzbereich, am unteren Rücken, am oberen Rücken, an der Hinterseite des Halses und am Hinterkopf gegenüber dem dritten Auge an der Stirn.

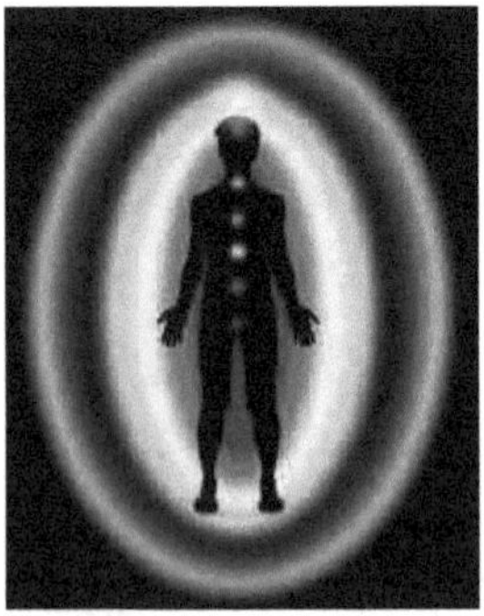

Genieße diese Farb-Atmung, deren Wirkung du nach und nach immer deutlicher wahrnehmen kannst!

Du kannst sie morgens nützen, um dich gut auf den neuen Tag einzustimmen.

Aber du kannst sie natürlich auch anwenden, um dich für einen heilsamen, wohltuenden und erholsamen Schlaf mit mental und emotional nährenden und aufrichtenden Träumen einzustimmen.

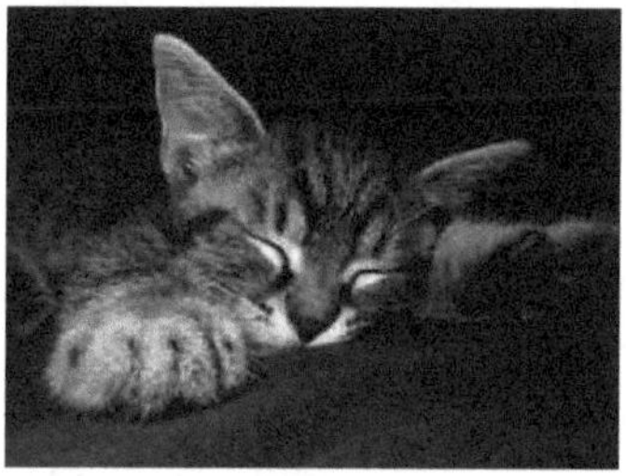

Etwas später werde ich dir übrigens noch eine weitere Meditation zeigen, bei der du deine Chakren mit deiner Atmung kombinieren kannst – diesmal um in den Genuss verschiedener Facetten deiner Liebe zu kommen.

Lass dich überraschen!

Wechsel-Atmung

Besonders wertvoll ist auch die Wechsel-Atmung. Sie stammt aus der Yoga-Tradition und hat mehrere heilsame Wirkungen.

Ich empfehle sie dir täglich morgens – und wenn du dich besonders verwöhnen möchtest, auch abends – möglichst bei offenem Fenster für einige Atemzüge.

Was ich auch angenehm finde, ist, sie mit Dehnübungen nach dem Laufen zu verbinden; denn während ich meine Muskulatur dehne, habe ich immer eine Hand frei, um mir abwechselnd die Nasenlöcher zuzuhalten.

Unser Hauptatemstrom wechselt normalerweise (oder besser gesagt: idealerweise) regelmäßig etwa alle zwei Stunden von einem Nasenloch zum anderen. Dieser Atem-Zyklus ist verbunden mit dem Wechsel der Hemisphären-Dominanz im Gehirn.

Wenn wir vorwiegend durch das rechte Nasenloch atmen, zeigt dies Dominanz der linken Gehirn-Hälfte in Phasen verstärkter Aktivität, Wachheit und nach außen gewandter Aufmerksamkeit.

Atmen wir hingegen vorwiegend durch das linke Nasenloch, dominiert die rechte Gehirn-Hälfte, was einer eher ruhigen, in sich gekehrten und besinnlicheren Phase entspricht.

Welche Seite bei dir gerade dominiert, kannst du leicht überprüfen, indem du den Atemstrom durch deine beiden Nasenlöcher überprüfst:

Welches ist gerade leichter durchgängig?

Wenn du nicht gerade verkühlt bist oder eine starke Abweichung der Nasenscheidewand hast, die eines deiner

Nasenlöcher mechanisch einengt, dann wird ein Nasenloch leichter durchgängig sein als das andere.

Unter dem Stress des Alltags geht dieser ausgleichende Wechsel des Atemstroms leider verloren – und damit zugleich die Integration von linker und rechter Gehirnhälfte.

Nun ist meist nur mehr die – bei den meisten von uns – dominante linke Gehirnhälfte aktiv und die nicht dominante rechte ist ausgeschaltet.

Und damit stehen uns ihre wichtigen Funktionen und Fähigkeiten nicht mehr zur Verfügung.

Wenn du beispielsweise bei der Lösung eines Problems in einer Gehirnhälfte „festhängst" (und meist ist das die dominante linke), kannst du diese Blockade rasch durch die Wechsel-Atmung auflösen.

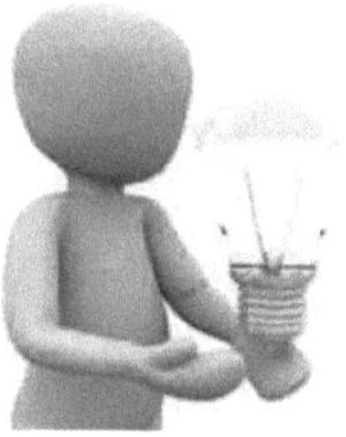

Und damit wirst du nicht nur deine Stimmung verbessern, sondern auch Lösungen finden, wo du zuvor „angestanden" bist – weil dir diese spezielle Atmung klareres, kreativeres Denken erlaubt.

Hinzu kommt, dass diese Atemtechnik durch ihre ausgleichende Wirkung auf die wichtigen Drüsen im Bereich deines Gehirns bei regelmäßigem Gebrauch abwehrstärkend wirkt.

Ganz abgesehen davon bringt sie nicht nur die beiden Anteile deines vegetativen Nervensystems ins Gleichgewicht; sondern balanciert auch Gehirn und Körper – was dir auch hilft, leichter zu entspannen.

Halte dein rechtes Nasenloch zu und atme durch das linke ein – während du die Zunge an den Gaumen legst.

Dann halte das linke Nasenloch zu und atme durch das rechte aus, während du deine Zunge wieder senkst.

Bleibe nun beim rechten Nasenloch und atme wieder durch dieses ein – mit der Zungenspitze am Gaumen.

Um dann neuerlich dieses zuzuhalten und durch das linke auszuatmen, während du die Zunge wieder senkst.

Der Wechsel der Nasenlöcher erfolgt also jeweils zwischen der Ein- und der Ausatmung. Während Aus- und Einatmung dann jeweils durch dasselbe Nasenloch erfolgen.

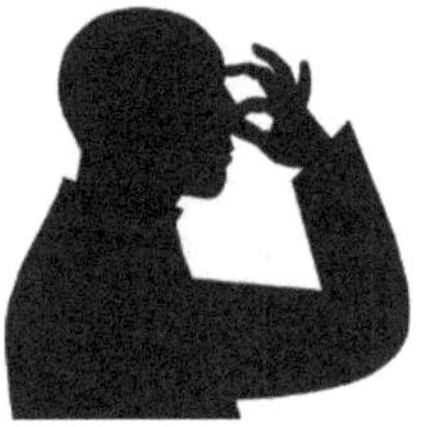

Nachdem du dir diesen Ablauf eingeprägt hast, sodass er ganz von selbst abläuft, kannst du jeweils rhythmische Atempausen einfügen – ein guter Zyklus wäre beispielsweise:

Atme 5 Herzschläge lang aus, dann halte den Atem 4 Herzschläge lang an, atme 3 Herzschläge lang ein und halte wieder 4 Herzschläge lang den Atem an.

Aber am besten wäre, wenn du deinen eigenen idealen Atemrhythmus findest und dir einprägst; sodass du nach einer Weile nicht mehr darüber nachdenken musst, weil alles automatisch abläuft.

Wenn du dir diese Atemübung täglich morgens für eine Weile gönnst, startest du besser integriert in den Tag.

Verwöhnst du dich abends vor dem Einschlafen damit, wirst du besser schlafen und dich nachhaltiger erholen.

Aber du kannst sie jederzeit auch einsetzen, wenn du merkst, dass deine Konzentration nachlässt und du müde wirst – und wirst rasch ihre wohltuend erfrischende Wirkung merken.

Und ganz besonders wertvoll wird die Wechsel-Atmung sein, wenn du vor einem wichtigen Gespräch, einer Prüfung, einer Präsentation oder anderen Herausforderungen stehst, bei denen deine volle Konzentration gefragt ist.

Aber auch die Integration beider Gehirnhälften.

Auch auf diese – praktisch in allen Lebenslagen wichtige – Hemisphären-Integration werden wir hier noch einmal zurückkommen – sei gespannt!

Lach-Atmung

Wie gesund Lachen und Lächeln sind, ist nicht nur eine alte Volksweisheit – daher heißt es ja auch: „Lachen ist die beste Medizin“.

Aber nun erkennt es auch die Medizin in einem noch recht jungen Forschungszweig: der „Gelotologie“, also der Wissenschaft vom Lachen.

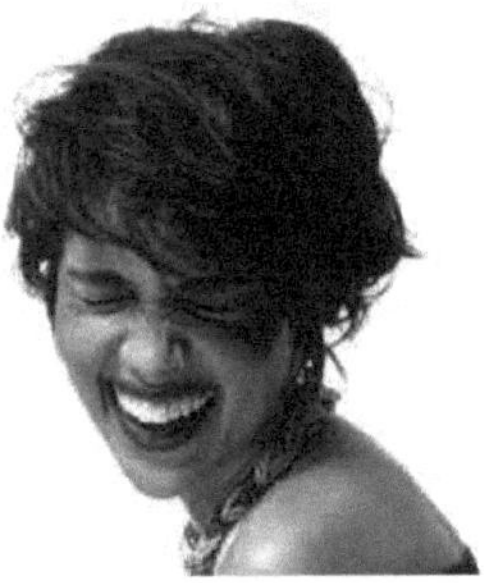

In den weltweit verbreiteten gelotologischen Instituten wird die „Biologie des Humors“ untersucht: dazu werden Probanden auf unterschiedliche Art und Weise zum Lachen gebracht, um diverse physiologische Parameter zu untersuchen.

- So wissen wir heute, dass Lachen auf verschiedenen Wegen unsere Abwehrkraft stärkt.
- Dass es die Stresshormone senkt und uns Endorphine schenkt, die uns nicht nur glücklich machen, sondern darüber hinaus schmerzlindernd wirken.
- Wenn das Zwerchfell beim Lachen hüpft, massiert es die Eingeweide und fördert Verdauung und Stoffwechsel.
- Darüber hinaus stimuliert Lachen das Herz-Kreislauf-System und die Atmung.
- Aber es fördert auch den Knochenaufbau.

- Lachen wirkt sich positiv auf unsere höheren Hirnfunktionen aus.
- Es unterstützt das Hormon-System und ist eine hervorragende Präventiv-Maßnahme gegen alle möglichen Erkrankungen.

Zwanzig Sekunden herzliches Lachen entsprechen einer körperlichen Leistung von drei Minuten schnellem Rudern oder Laufen.

Mittlerweile gibt es auf Initiative des indischen Arztes Dr. Madan Kataria weltweit Lachclubs und Lachseminare, in denen das von ihm entwickelte Lach-Yoga gelehrt und gemeinsam zelebriert wird.

Und Norman Cousins berichtet in seinem wirklich lesenswerten Buch „Anatomy of an Illness" („Der Arzt in uns selbst") von seinem lachenden Sieg über seine äußerst schmerzhafte Knochendegeneration mit Versteifung der Wirbelsäule und allmählicher Bewegungslosigkeit – die laut Schulmedizin als unheilbar galt.

Nachdem die Ärzte ihm mit einer sehr besorgniserregenden Prognose konfrontiert hatten, nahm er sein Schicksal selbst in die Hand.

Er übersiedelte aus dem Krankenhaus in ein nahegelegenes Hotel (ein Krankenhaus sei nicht der richtige Aufenthaltsort für einen kranken Menschen, so meinte er schmunzelnd), setzte die verordneten Medikamente ab und nahm nur mehr Vitamin C in sehr hohen Dosen – und lachte.

Immer dann, wenn seine Schmerzen unerträglich wurden, sah er sich ein Video an, das ihn zum Lachen brachte; oder ließ sich von Freunden Witze erzählen.

Dabei entdeckte er, dass nach zehn Minuten echten Zwerchfell-Lachens seine Schmerzen so weit zurückgingen, dass er wieder für zwei Stunden schlafen konnte.

Und immer wenn die schmerzstillende Wirkung des Lachens nachließ, sah er sich wieder ein Lach-Video an oder ließ sich Witze erzählen, sodass es ihm gelang, wieder einzuschlafen.

Sein Zustand verbesserte sich nach und nach, also konnte er wieder als Journalist arbeiten, aber auch reiten und Golf spielen. Und starb erst Jahre später an einem ganz anderen Leiden; also nicht wie von seinen Ärzten prognostiziert an seiner ursprünglichen Krankheit, die er tatsächlich durch sein Lachen besiegt hatte.

Natürlich empfehle ich dir nicht, einfach ein wenig zu lachen, wenn du schwer krank bist – das tut auch Norman Cousins nicht in seinem Buch!

Aber ich denke, es täte uns allen gut, mehr zu lachen.

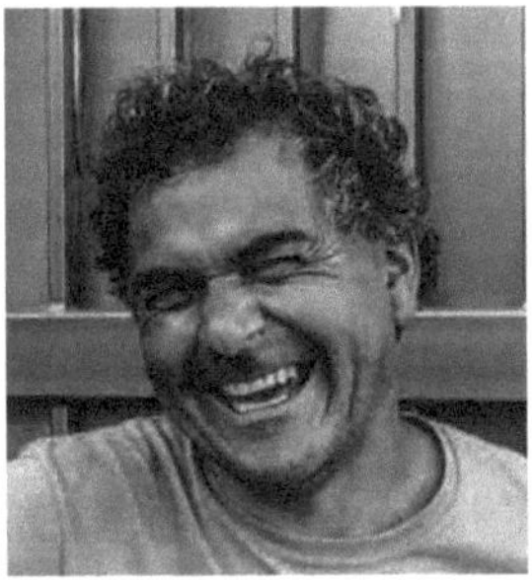

Lachen wird übrigens auch in der Psychotherapie gezielt eingesetzt.

So brachte Alfred Adler seine Patienten mit seiner „konfrontativen Technik“ dazu, auch das Komische in ihren Problemen zu sehen.

Viktor Frankl setzte auf die „paradoxe Intention“.

Und Paul Watzlawick erkannte, dass der Versuch, Symptome loszuwerden, häufig das Gegenteil bewirkte – also beschrieb er Wege, die in die entgegen gesetzte, scheinbar unvernünftige Richtung führten.

Humor gilt als Eisbrecher gegen die häufigsten negativen Emotionen wie Ärger, Wut, Neid und Resignation; und er verschafft uns Zugang zu einer unschätzbaren emotionalen Ressource: der Freude.

Charlie Chaplin meinte, der vergeudetste Tag sei der, an dem er nicht gelacht hätte.

Leider ist vielen von uns das Lachen schon in der Kindheit abhandengekommen. Aber es ist nicht wirklich verloren, sondern bloß verschüttet: wir können es wiederfinden und reaktivieren – genau wie unsere Kreativität.

Auf viele Menschen wirkt Lachen beängstigend – diese Lach-Abwehr (die Medizin bezeichnet sie als „Gelotophobie“) ist viel häufiger, als man annehmen würde; und ist meist Ausdruck der Scham, von anderen ausgelacht zu werden, wenn man sich der Lächerlichkeit preisgibt.

Das haben viele von uns in der Kindheit schmerzhaft erlebt und als unbedingt zu Vermeidendes in unser System eingeprägt.

Daher wird in den Lach-Clubs auch bewusst ohne Grund gelacht, um die alte Wunde nicht wieder aufzureißen – wenn etwa jemand einen Witz nicht versteht und sich von den anderen Lachenden ausgeschlossen fühlt.

Interessanterweise kommt uns unter Stress der Humor vollkommen abhanden.

Ist dir schon einmal aufgefallen, dass du Späße, die du in entspannter Gestimmtheit lustig findest, ganz und gar nicht zum Lachen findest, wenn du unter Stress stehst?

Das liegt daran, dass dein Humorzentrum im Stirnhirn liegt; und dieses ist unter der Wirkung deiner Stresshormone durch Minderdurchblutung ausgeschaltet.

Offenbar hatte Humor für unsere Vorfahren, die Höhlenmenschen, keine große Priorität. Für uns hingegen ist er enorm wichtig und wertvoll.

Also wenn du das nächste Mal deinen Humor verlierst, erinnere dich an meine Worte und erkenne dies als deutliches Zeichen für Stress – und trachte danach, diesen möglichst rasch zu lösen! Nicht nur um deinen Humor wiederzufinden, sondern weil Stress generell höchst fatal und ungesund ist.

Humor ist übrigens ein Geschenk für beide: den Empfänger und den Sender, weil er ungemein ansteckend ist.

Hast du schon einmal versucht, ein Lächeln anzuzünden?

Magst du es auch so, andere zum Lachen zu bringen?

Ich liebe das, besonders wenn ich guter Laune bin. Dann lege ich es darauf an, andere zum Lachen – oder wenigstens zum Lächeln oder Schmunzeln – zu bringen. Und wenn es mir gelingt, freue mich umso mehr, je mürrischer mein Gegenüber zuvor war.

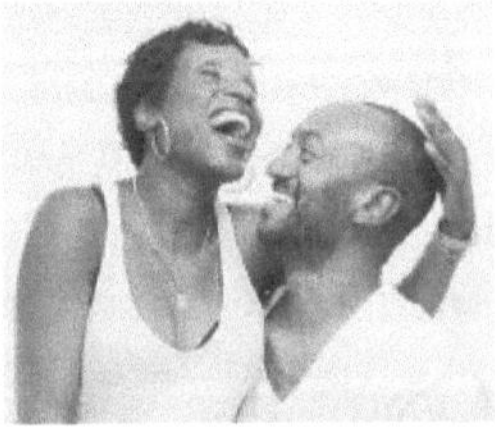

Aber vor allem über mich selbst zu lachen, hebt meine Stimmung – wenn ich beispielsweise versuche, mit zwei Händen fünf Dinge gleichzeitig zu tun. Diese Slapstick-Einlagen amüsieren mich immer königlich und bringen

Licht in mein Leben; auch wenn dieses gerade nicht nach meinem Geschmack ist.

Geht es dir ähnlich?

Wenn ja, dann ist das sehr praktisch, denn dich selbst hast du immer dabei – du brauchst also keinen Animateur, der dich zum Lachen bringt, kein Kabarett und keinen Witzeerzähler.

Du bist in deinem Humor völlig frei und unabhängig.

Und weil es dir im Alltag oft schwerfallen mag, einen Grund zum Lachen zu finden, empfehle ich dir, dir auf deinem Computer oder Smartphone einen eigenen Lachordner einzurichten – meiner hat sich schon sehr oft bewährt.

Sammle alle guten Witze und lustigen Mails, die du im Laufe der Zeit bekommst; und wann immer deine Stimmung durchhängt, schwelge in deinem Lachordner! Glaube mir, deine Stimmung hebt sich augenblicklich.

Du könntest auch deinen Tag mit einer kleinen Lachepisode beginnen und ihn mit einer ebensolchen beschließen.

Abgesehen davon, dass du dich in den dadurch ausgeschütteten Endorphinen wohler fühlen wirst, glaube ich fest, dass du produktiver und erfolgreicher sein wirst.

Weiters könntest du deinen Partner oder deine Partnerin bitten, dich zumindest einmal pro Tag zum Lachen zu bringen – und ihm oder ihr genau dasselbe versprechen.

Bringt euch gegenseitig zum Lachen, denn damit nährt ihr einander emotional sehr nachhaltig; und auf angenehme Art und Weise, wie ich finde. Und es wird auch eurer Beziehung wohltun, weil miteinander lachen zu können das Band zwischen euch stärkt.

Hast du früher eigentlich mehr gelacht als heute?

Und wenn ja: was spricht dagegen, das nun zu ändern und dein Lachen wieder zu reaktivieren?

Nicht nur weil es höchst gesund ist und sich ungemein gut anfühlt, sondern weil es deine Ausstrahlung erhellt – und dich auch für andere angenehmer macht.

Fühlst du dich in Gegenwart von Menschen, die gern lachen, nicht auch wohler als in der von todernsten Zeitgenossen, die „in den Keller lachen gehen"?

Also versprich dir, in Zukunft mehr zu lachen; und dabei kann dir auch die folgende Lach-Atmung dienen.

Atme zuerst tief ein und dann mit einem „Hahaha" aus – tu so, als würdest du wirklich aus dem Bauch heraus lachen; und wundere dich, wenn das dann tatsächlich passiert, weil du unwillkürlich lachen musst.

Wichtig ist dabei, dein Zwerchfell miteinzubeziehen, also ruckartig anzuspannen – ähnlich wie beim Blasebalg; aber hier eben mit offenem Mund und auf einem der Vokale.

Dann mach dasselbe auch mit den anderen Vokalen, atme also ruckartig mit „Hohoho" und „Huhuhu" und „Hehehe" aus; und natürlich auch mit dem kichernden „Hihihi".

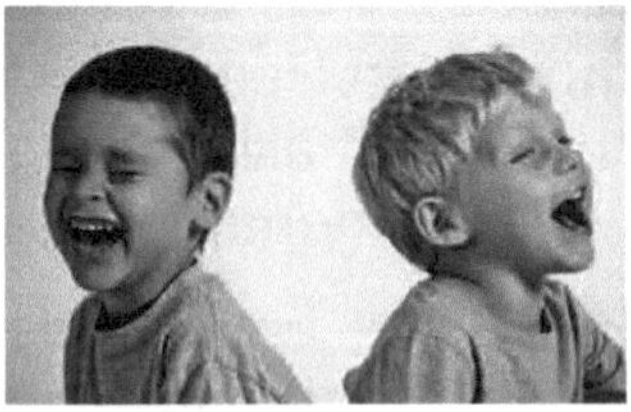

Und nimm die verschiedenen damit verbundenen Stimmungen wahr!

Ist es nicht erstaunlich, wie unterschiedlich sich das Lachen auf den verschiedenen Vokalen anfühlt?

„Fake it til you make it“ heißt es ja; und da Lachen sehr ansteckend ist, funktioniert dies tatsächlich.

Und zwar interessanterweise auch bei dir selbst – besonders wenn du dir die Lach-Atmung dann auch noch vor dem Spiegel gönnst ☺.

Gönne sie dir daher immer wieder, auch wenn du dir dabei noch so doof vorkommst!

Sie wird dir sehr wohltun, weil sie reichlich Glückshormone mobilisiert und zahlreiche andere positive Wirkungen hat.

Dabei ist es gleichgültig, ob es nun gleich von Beginn an ein echtes Lachen ist; oder eines, das du zuerst nur simulierst, das aber dann in ein echtes Lachen übergeht.

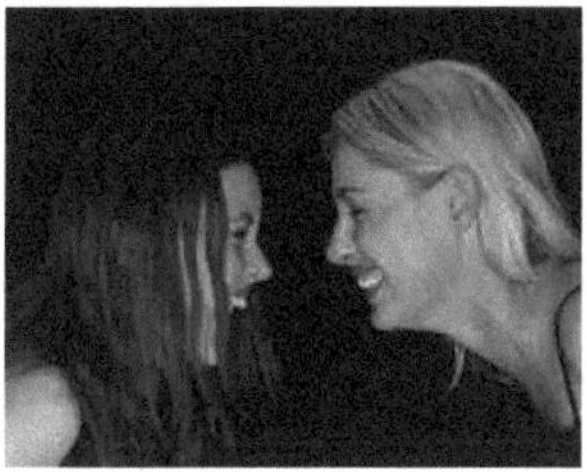

Und übrigens:

„Wer lacht, kann nicht schießen!“

Lächel-Atmung

Wie wertvoll Humor ist, habe ich dir soeben erklärt oder auch in Erinnerung gebracht.

Wie wäre es also, wenn du dein gesundes Lächeln mit einer gesunden Atmung kombinieren würdest?

Wenn du lächelst, zieht ein kleiner Muskel deine Mundwinkel zum Jochbein hoch.

Und in diesem Muskel sitzt ein Rezeptor, der an dein Gehirn meldet, wenn er stimuliert wird.

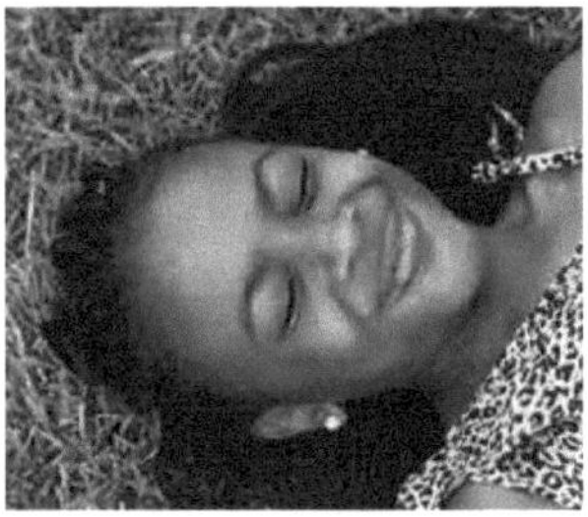

Daraufhin glaubt dein Gehirn, dass es dir gut geht – sonst würdest du ja wohl nicht lächeln ☺ – und mobilisiert deine Glückshormone.

Woraufhin es dir gleich noch besser geht, sodass du noch mehr lächelst, was dir noch mehr Endorphine schenkt, die dich wiederum lächeln lassen. Somit kommt ein heilsamer Engelskreis in Gang – mein anderer Pol zum Teufelskreis.

Das bedeutet, dass du durch ein bewusst provoziertes Lächeln dein Gehirn überlisten kannst; auch wenn es dir gerade nicht so gut geht, dass du unwillkürlich lächeln würdest.

Somit hast du letztlich deine Körperchemie in deiner Hand; weil du dir jederzeit – mit oder ohne Grund – ein Lächeln schenken kannst.

Und genau damit spielen wir in der Lächel-Atmung.

Sitze ruhig und entspannt, aber dennoch aufrecht... atme tief und regelmäßig und achte dabei auf das leichte Heben und Senken deiner Bauchdecke...

Dann erinnere dich an irgendetwas Amüsantes, Erheiterndes, das dir ein Lächeln schenkt...

Und erlaube deinem Lächeln, sich zu entfalten; achte dabei auf deine Augenpartie und spür, wie zuerst deine Augen zu lächeln beginnen und diese kleinen Lachfältchen entstehen, die deine Augen wie Sonnen erscheinen lassen...

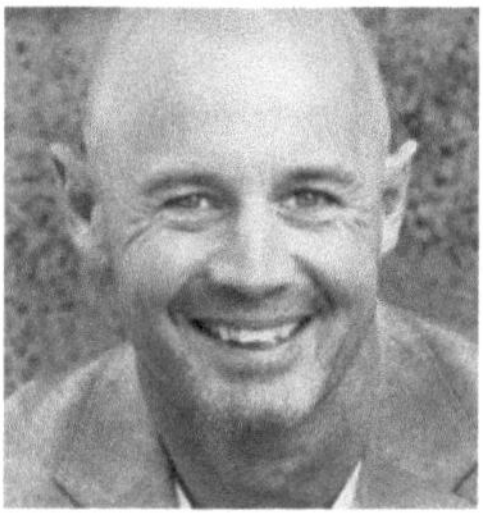

Dann stell dir vor, wie dein Atem dein Lächeln ausbreitet – zuerst über dein ganzes Gesicht... über deine Wangen, deine Nasenpartie und deinen Mund... aber auch über deine Ohren und bis hinauf zur Kopfhaut – ja, auch deine Kopfhaut kann lächeln...

Dann breitet dein Atem dein Lächeln auch nach unten hin aus... lässt es auch deinen Hals ergreifen... und deine Brust mit all ihren Organen... vielleicht lächelt der eine Lungenflügel dem anderen zu... und fühle, wie dein Atem auch deinem Herzen dein Lächeln schenkt...

Dann atme dein Lächeln noch weiter nach unten hin aus... und sich in deinem Bauchraum ausbreiten... auch dort bringt dein Atem dein Lächeln zu allen Organen... zu deinem Magen... deinem Dünn- und Dickdarm... zu deiner Leber und deiner Milz...

Aber auch zu deinen Nieren, die einander zulächeln können…

Und natürlich atme dein Lächeln auch zu deinen Geschlechtsorganen…

Aber auch deine Muskulatur wird von deinem Atem mit deinem Lächeln beschenkt…

Sowie deine Haut…

Und natürlich dein Gehirn… nimm wahr, wie es sich anfühlt, wenn dein Gehirn lächelt – auch wenn du dies vielleicht noch nie in Erwägung gezogen und probiert hast…

Wo auch immer du deine Aufmerksamkeit über deinen Atem hinwendest, kannst du ein strahlendes und sehr wohltuendes Lächeln wahrnehmen…

Nimm all das bewusst wahr und freue dich daran!

Hab viel Freude bei dieser Lächel-Atmung!

MENTAL BELEBENDE ATMUNG

Atme dein Gehirn in die Integration!

Auch diese Atmung ist hilfreich, um deine beiden Gehirnhälften zu integrieren – was ja generell wertvoll wäre, weil sich deren Funktionen ergänzen.

Deine linke Gehirnhälfte ist die logisch-analytische, in Worten und Zahlen denkende. Sie arbeitet linear und ihre Aufmerksamkeit ist gerichtet; daher nimmt sie sukzessiv ein Detail nach dem anderen wahr. In ihr sitzen deine Sprachzentren, der Umgang mit Zahlen, sowie deine zeitliche Orientierung.

Deine rechte Gehirnhälfte agiert hingegen ganzheitlich: sie nimmt simultan das große Ganze wahr und denkt in Bildern, Symbolen, Metaphern und Analogien; mit ihrer Hilfe orientierst du dich räumlich – und ihre Schätze sind ganz besonders wertvoll zur Entfaltung deiner Schöpferkraft.

Aber deine rechte Gehirnhälfte ist wohl auch stärker und unmittelbarer – also unter Umgehung deines bewussten Denkens – mit deinem Herzen verbunden; und schenkt dir leichteren Zugang zu deiner Intuition.

Zwar sind deine beiden Gehirnhälften durch das Corpus Callosum miteinander verbunden. Aber ihre Integration ist nur selten wirklich ideal. Daher arbeiten deine beiden Zugangsweisen zum Leben nicht so gut Hand in Hand, wie es zu wünschen wäre.

Um deine beiden Hemisphären zu integrieren, kannst du mit der vorhin beschriebenen Wechsel-Atmung spielen; oder sie in der hier beschriebenen Art Schaukel-Atmung abwechselnd stimulieren:

Fokussiere deine Aufmerksamkeit abwechselnd in eine deiner beiden Gehirnhälften und sende sie während der Ausatmung jeweils in die andere Hemisphäre – auf diese Weise bildest du eine Art energetischer Lichtbrücke.

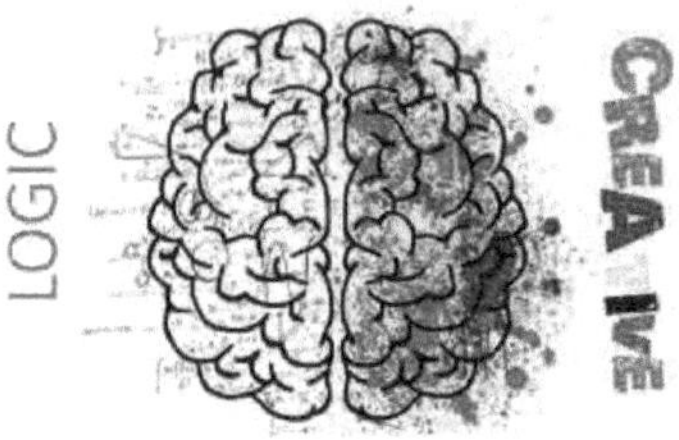

Beginne mit deiner rechten Gehirnhälfte und visualisiere dort Licht, das während der Einatmung immer heller und strahlender wird.

Dann schicke mit deiner Ausatmung dieses Licht in die linke Gehirnhälfte und visualisiere während der Einatmung wieder, wie es heller und strahlender wird.

Um es beim nächsten Ausatemzug wieder in die rechte Gehirnhälfte zu schicken, wo es beim Einatmen wieder an Helligkeit und Strahlkraft zunimmt.

Um es wieder in die linke Gehirnhälfte zu atmen…

Der Wechsel findet also jeweils während der Ausatmung statt, während die Einatmung dazu dient, das Licht immer heller und strahlender werden zu lassen.

Hab viel Erfolg auch bei dieser integrierenden Atmung!

Anfänger-Atmung

Kennst du das Anfänger-Bewusstsein?

Diesen kindlichen Zustand gespannter Offenheit?

Zu dem wir alle irgendwann Zugang hatten, ehe er uns im Laufe der Jahre verloren gegangen ist?

Überlege einmal: wenn du eine Wanderung vorhast und deinen Rucksack packst, wirst du ihn vermutlich zuerst ausräumen, ehe du ihn neu füllst; nicht wahr?

Das wäre an sich ohnehin sinnvoller gleich nach der letzten Wanderung; aber manchmal mag es vorkommen, dass du beim Heimkommen etwas Wichtigeres zu tun hast und daher nicht dazu kommst, deinen Rucksack gleich auszuräumen.

Dann wird dies allerdings spätestens vor dem nächsten Ausflug angezeigt sein, denn sonst schleppst du die alten Proviantreste, die leeren Getränkeflaschen, die gesammelten Steine, Baumrinden und sonstigen „Schätze", die du bei der letzten Wanderung ergattert hast, auch beim nächsten Ausflug mit; obwohl du all das diesmal sicher nicht mehr brauchst.

Ähnlich verhält es sich mit altem Gram, mit Selbstvorwürfen und Selbstzweifeln, mit deiner Unzufriedenheit, deinen Schuldgefühlen und Gewissensbissen aufgrund alter Fehler oder Irrtümer. Also mit all dem, was dich kleiner macht, als du in Wahrheit bist.

Viel klüger fände ich es, im Anfänger-Bewusstsein zu schwingen.

Hast du davon schon gehört?

Zen-Meister wünschen sich von ihren Schülern, sie mögen dieses Bewusstsein weitgehend durchhalten und alles so erleben, als würden sie es zum ersten Mal erleben.

Wie wäre es, wenn du dein Leben immer wieder so zelebrieren würdest, als wäre es dein erster Tag auf diesem Planeten?

Dann bist du neugierig, wie sich alles anfühlen wird und achtest auf all das, was dein Leben mit sich bringt; und kannst dich weit freier und unbelasteter all dem hingeben, was dir dein Leben bietet.

Spiele mit der einen oder anderen meiner Empfehlungen, um dein Anfängerbewusstsein kennen zu lernen!

Und kombiniere diesen Bewusstseins-Zustand mit deiner Atmung, indem du das, was du hier und jetzt als neu wahrnimmst, mit deiner Einatmung in dich aufnimmst – so als würdest du es tatsächlich zum ersten Mal erleben; und während der Ausatmung diesen Eindruck in dir nachwirken lässt...

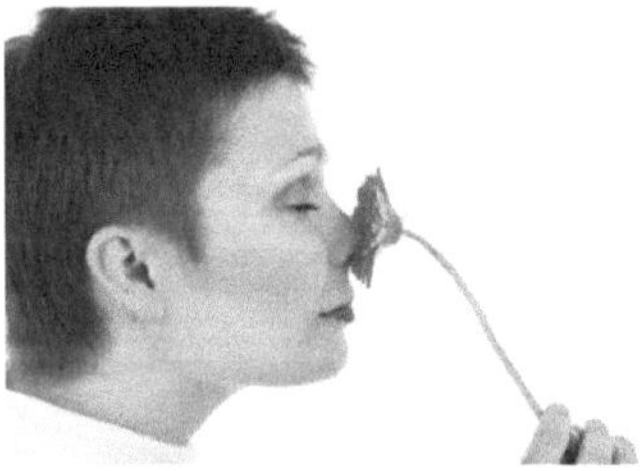

Höre dir ein Musikstück, das du vielleicht schon zig Male gehört hast, bewusst so an, als würdest du es tatsächlich zum ersten Mal hören – und stell dir vor, diese Musik tief in dich herein zu atmen und dich ganz und gar davon erfüllen zu lassen!

Oder versenke dich möglichst liebevoll in dein eigenes Spiegelbild; so als hättest du dich noch nie im Spiegel gesehen – und atme diese neue Sicht auf dich tief ein!

Oder betrachte einen geliebten Menschen bewusst so als würdest du ihn zum ersten Mal sehen – und atme diesen

Eindruck tief ein, um ganz und gar für diese Wahrnehmung empfänglich zu sein!

Oder liebkose deine Geliebte oder deinen Geliebten, dein Kind, deine Katze oder ein anderes geliebtes Tier bewusst so als tätest du das wirklich zum ersten Mal – und atme dabei dieses Gefühl tief ein!

Oder gönne dir eine wohltuende Massage bewusst so, als wärst du noch nie in den Genuss einer solchen gekommen – und atme alle Sinneswahrnehmungen, die du dabei erlebst, ganz tief ein!

Oder genieße eine Speise, die du schon sehr oft gegessen hast, so als würdest du dies nun zum allerersten Mal bewusst tun – und stell dir vor, das Geschmackserlebnis aber auch die Geruchssensation und das haptische Gefühl in deinem Mund tief in dich einzuatmen!

Oder rieche bewusst zu deiner Lieblingsblume so als hättest du deren Duft noch nie zuvor wahrgenommen – und nimm diesen Duft über deine Atmung in dich auf!

Oder betrachte dein Lieblings-Kunstwerk bewusst so, als tätest du dies zum allerersten Mal – und atme auch diesen Eindruck ganz tief ein!

Oder steige in ein frisch zubereitetes, duftendes, herrlich warmes Schaumbad, als hättest du noch nie zuvor gebadet – und spiele dabei mit deinem Atem, um noch empfänglicher zu werden für dieses Wohlgefühl!

Oder geh in den Wald und erlebe diese Atmosphäre so, als würdest du es zum ersten Mal tun – und atme alle Eindrücke in dich ein, um dieses Erleben noch intensiver zu machen!

Oder erlebe einen Sonnenuntergang so, als würdest du so etwas zum ersten Mal erleben; was übrigens stimmt, denn kein Sonnenuntergang gleicht dem anderen – und nimm diese immer wieder faszinierenden Eindrücke mit deinem Atem in dich auf!

Oder versenke dich in einen August-Sternenhimmel und erlebe die Sternschnuppen, als hättest du noch nie eine gesehen – und atme diese kostbaren Augenblicke und die Dankbarkeit, mit der dich dies erfüllt, tief in dich ein!

Oder geh mit verbundenen Augen durch einen vertrauten Raum und erlebe dies sehr bewusst; und vermutlich zum ersten Mal – und öffne deinen Atem auch für die Eindrücke, die dir diese Erfahrung vermittelt!

Oder lass dich von einer Person deines Vertrauens mit verbundenen Augen barfuß über eine blühende Frühlings-Wiese führen oder lege dich in eine solche, so als hättest du das noch nie erlebt – und atme all das, was du dabei wahrnimmst, tief in dich ein!

Du wirst vermutlich bemerkt haben, dass all das gar nicht so einfach ist. Denn dein Gehirn hat die Tendenz, jeglichen Input sofort mit bereits Erlebtem zu vergleichen und in irgendeine bekannte Kategorie einzuordnen.

Und wenn dies nicht möglich ist, dann so zurechtzurücken, dass er irgendwo dazu passt.

Und wenn auch das nicht geht, dann wird das eingehende Signal einfach ausgeblendet...

Aber du wirst auch erkannt haben, dass diese Erfahrungen ungemein wertvoll sind, wenn es dir nach einer Weile des bewusst damit Spielens dann immer rascher gelingt, dein Anfänger-Bewusstsein wiederzufinden – besonders, wenn du deine Atmung dabei miteinbeziehst, um die Eindrücke, die du dabei gewinnst, noch intensiver zu erleben.

Vielleicht kennst du die Geschichte von dem Manager (es könnte natürlich auch eine Managerin sein), der zu einem fernöstlichen Meister kommt, um von diesem Weisheit zu erlangen.

Er meint:

„Meister, ich habe alles in meinem Leben erreicht, was man erreichen kann – ich habe eine wunderbare Familie und bin sehr erfolgreich in meinem Beruf, ich bin unsagbar reich und habe einen großen und sehr einflussreichen Freundeskreis, ich habe mehrere Autos, eine Jacht und sogar eine eigene Insel! Was mir nun noch fehlt, ist Weisheit! Und deshalb komme ich zu Euch! Sagt mir: wie kann ich Weisheit erlangen?"

Der Meister legt den Kopf etwas schief und betrachtet seinen Gast eine Weile... während dieser schon etwas ungeduldig wird – schließlich ist Zeit doch Geld. Aber er möchte nicht unhöflich sein, darum wartet er diszipliniert.

Dann, nach einer für unseren Protagonisten schier endlosen Weile, frage der Meister:

„Möchtest du Tee mit mir trinken?"

Nur mühsam kann unser Manager an sich halten – schließlich ist er gekommen, um Weisheit zu erlangen und nicht, um mit diesem weisen Mann Tee zu trinken. Aber aus purer Höflichkeit ringt er sich tapfer dazu durch und meint:

„Ja, gerne!"

Dann folgt eine lange Tee-Zubereitungs-Zeremonie, die der Meister ungeachtet der wachsenden Ungeduld seines Gastes genüsslich zelebriert; während dieser immer nervöser werdend auf seinem Sitz hin und her rutscht.

Schließlich reicht er ihm eine Schale und gießt Tee ein... und gießt ein... und gießt ein – und die Schale ist voll und läuft schon über...

Da platzt unserem Manager die Geduld und er ruft:

„Meister, haltet ein, seht ihr denn nicht: meine Schale ist schon voll, da geht nichts mehr herein?!“

Der weise Mann hält tatsächlich inne, legt wieder seinen Kopf schief und sieht seinem Gast lächelnd in die Augen – lange!

Dann meint er:

„Siehst du: so voll wie diese Schale, so voll ist auch dein Geist – da geht nichts mehr hinein! Wenn du Weisheit erlangen möchtest, musst du erst deinen Geist leer machen!“

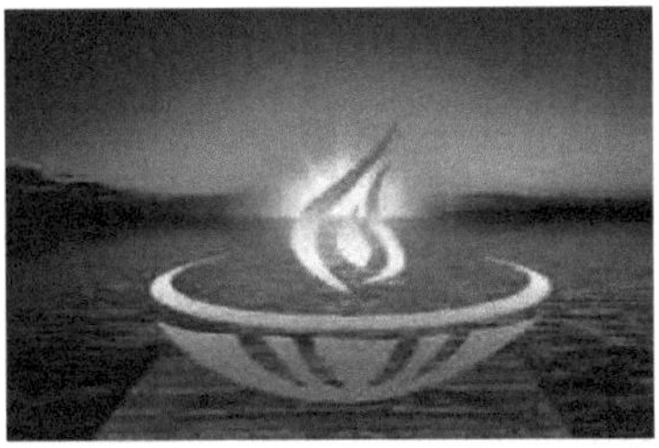

Auch in dieser Geschichte geht es letztlich um dieses Anfänger-Bewusstsein, das so kostbar ist, wenn es darum geht, unsere volle Bewusstheit wieder zu erlangen.

Hast du Lust, zumindest für eine Weile aus deinem Anfänger-Bewusstsein zu leben?

So als hättest du all das, was du gerade in deinem Leben erfährst, noch nie erlebt?

All die Begegnungen mit vertrauten Persönlichkeiten als neu zu erleben?

Du wirst sehen, das ist eine ungemein schwierige, zugleich aber höchst interessante und ungemein bereichernde Erfahrung.

Und vergiss dabei nicht, deine Atmung miteinzubeziehen, um deine Empfänglichkeit für all die Eindrücke, die du dabei gewinnst, zu steigern und die Erfahrung noch intensiver zu erleben!

Atme dich frei!

Diese spezielle Atmung hilft dir, in deiner Vorstellung abzuheben und die Beobachterposition einzunehmen.

Und ich kenne kaum eine Situation, in der dir dies nicht helfen könnte, eine neue, abgehobenere, entspanntere und konstruktivere Perspektive einzunehmen.

Allerdings gilt es dazu, bestimmte physiologische Faktoren zu berücksichtigen – und diese möchte ich dir hier kurz erklären.

Bei dieser Art, deine Atmung bewusst einzusetzen, geht es darum, dich aus dem Bann deines Überlebenszentrums zu befreien, indem du noch recht junge Einsichten aus der Bewusstseinsforschung nützt.

Dein Gehirn kann nicht unterscheiden, ob du etwas „tatsächlich erlebst“ oder „dir nur vorstellst“. Das bedeutet, dass du allein über deine Vorstellungskraft dein Gehirn umprogrammieren kannst.

Und diese Fähigkeit kannst du nützen, um dich energetisch auf eine höhere Schwingungsebene zu heben und die Beobachterposition einzunehmen.

Finnische Wissenschaftler haben den „emotionalen Sprach-Code unseres Gehirns“ entziffert; der besagt, dass bestimmte Emotionen mit bestimmten Körperempfindungen an bestimmten Stellen innerhalb des Körpers korrelieren.

Und ich vermute, es ist dir schon einmal aufgefallen, dass es Menschen, Situationen und Erlebnisse gibt, die dich gefühlsmäßig hinaufziehen; und solche, die dich niederdrücken, ja gar erniedrigen.

Wenn nicht, habe ich hier ein interessantes Spiel für dich.

Vergegenwärtige dir zuerst eine Situation, die du eher als negativ empfunden hast (wie eine schwere Enttäuschung); und dann eine beglückende (wie ein Erfolgserlebnis).

Versetze dich wirklich möglichst intensiv in das damit jeweils verbundene Gefühl hinein und achte bewusst darauf, was diese beiden Erfahrungen jeweils mit dir machen, also welche Sinneswahrnehmungen sie dir vermitteln.

Dann antworte möglichst spontan und intuitiv auf die folgenden Fragen – zu beiden Situationen:

Vermittelt mir diese Situation eher eine leichte oder eher eine schwere Körperempfindung?

Vermittelt sie mir eher eine Empfindung von Helligkeit oder eher von Dunkelheit?

Vermittelt sie mir eher ein Gefühl von entspannter Weite oder eher von zusammenziehender Einengung?

Vermittelt sie mir eher eine belebende, aufbauende und Kraft spendende Körperempfindung oder eher eine lähmende, Kraft raubende und auslaugende?

Erstaunt dich dieser Vergleich?

Das Schöne ist, dass du diese Erfahrung nützen kannst, um spielerisch Einfluss zu nehmen, indem du gezielt deine Atmung nützt.

Um dir diese Technik einzuprägen, vergegenwärtige dir eine belastende Situation mit den damit verbundenen Wahrnehmungen der Dunkelheit, der Schwere, der Enge und der Entkräftung!

Später kannst du dies auch direkt in einer solchen Situation anwenden – also wann immer du bei einem Erlebnis oder einer Begegnung dunkle, schwere Enge wahrnimmst.

Dann richte deinen Blick, der dabei vermutlich nach unten gerichtet ist, nach oben und lass dir im Bereich der Stirn „ein Licht aufgehen“, sodass du möglichst intensive Helligkeit empfindest!

Und atme dich frei: atme möglichst tief ein und befreie dich aus deiner Enge! Erlaube dir beim Einatmen wohltuende Weite in deiner Brust – bei jedem Atemzug mehr und immer mehr!

Dabei lass dich von belebender Energie erfüllen und fühle dich wie eine ausgetrocknete Pflanze, die Wasser und Sonne bekommt und sich dankbar wieder aufrichtet!

Und hebe ab – wie ein Fesselballon, ein Adler oder auch ein Schmetterling…

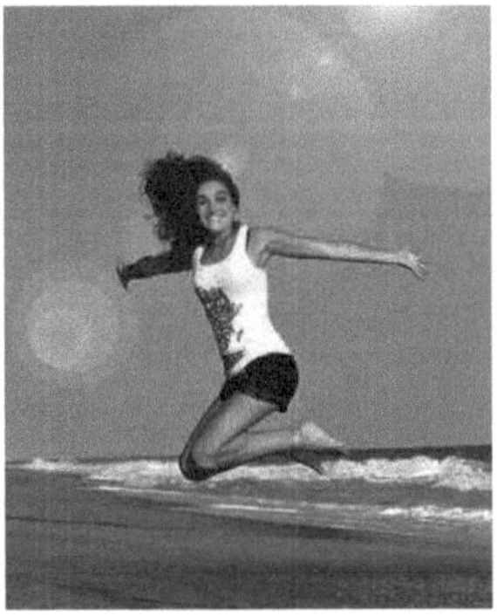

Je öfter du diese Technik nützt, umso leichter wird sie dir auch in einer stressigen Situation zugänglich sein.

Dabei wünsche ich dir viel Erfolg und Leichtigkeit, während du dich frei atmest!

Atme dich groß!

In meiner Lebensphilosophie brauchst du nicht über dich selbst hinaus zu wachsen – du bist groß genug!

Es reicht, wenn du in dich hinein wächst, um deine wahre Größe einzunehmen; indem du damit aufhörst, dich selbst kleiner zu machen, als du bist.

Aber auch anderen nicht mehr erlaubst, dich klein zu machen.

Behalte diese Gedanken im Hinterkopf, während du dich groß atmest!

Dazu kannst du visualisieren, wie du auf einer fruchtbaren und saftigen Frühlings-Wiese stehst. Vielleicht möchtest du in deiner Vorstellung die Arme weit ausbreiten.

Und nun stell dir vor, wie du mit jedem Einatemzug mehr von deiner wahren Größe einnimmst – also dank deines Atems mehr und mehr in dich hinein wächst!

Und mit jedem Ausatmen stabilisiere diese neue – immer wahrere und authentischere – Größe, sodass du nicht mehr so Gefahr läufst, in dein Dich-klein-Machen zurück zu verfallen!

So wie einige andere Empfehlungen in diesem Praktikum eignet sich auch diese Vorstellung gut, um den neuen Tag zu begrüßen; denn damit gewährleistest du gleich beim Start, dass andere dich nicht mehr so leicht klein machen können.

Aber du kannst sie auch anwenden, um dich von allem Klein-Machenden des Tages zu befreien und auf einen heilsamen, wohltuenden und erholsamen Schlaf mit mental und emotional nährenden Träumen einzustimmen.

Atme dich fehlerfrei!

Deine Fehler sind deine besten Freunde, wenn du sie in dieser wesentlichen Funktion erkennst.

Und dementsprechend kannst du all das, was du bisher als Fehler eingeschätzt hast, all das, was du deiner Ansicht nach falsch gemacht hast, was dir nicht gelungen ist, genauso gut als Chance sehen. Als Chance, daraus zu lernen und dich weiter zu entwickeln.

Aus meiner Sicht ist ein Fehler, aus dem ich gelernt habe, kein Fehler mehr, sondern eine Erfahrung.

Und wenn du dich für diese Sichtweise erwärmen kannst, wird dir dieses Atem-Spiel viel Erleichterung bringen.

Frage dich:

Welches waren die größten Fehler, die ich in letzter Zeit (oder allgemein) gemacht habe?

Wenn ich diese Fehler aus heutiger Sicht betrachte: gelingt es mir, sie als Teil von Erfahrungen zu sehen, die mir letztlich mehr Vorteile als Nachteile eingebracht und mich weitergeführt haben?

Ist es nicht gar so, dass ich aus diesen Fehlern mehr gelernt habe als aus vielen anderen Erfahrungen, mit denen ich im ersten Augenblick zufriedener war?

Nun beschreibe die Bedeutung dieser „Fehler" unter diesem neuen Gesichtspunkt und spür die wohltuende Erleichterung – und atme diese tief ein!

Erlaube dir dabei, die damit verbundene Erleichterung in jeder einzelnen deiner Zellen wahrzunehmen und in vollen Zügen zu genießen!

Welche Konsequenz für deine Zukunft legt diese Einsicht nahe?

Guten-Morgen-Atmung

Einen neuen Tag kannst du auf unterschiedliche Art und Weise beginnen – eine schöne Möglichkeit wäre, dich darauf einzustimmen, indem du ihn zu einem „imaginären Erfolgserlebnis“ machst und dich ganz den Möglichkeiten öffnest, die er dir bieten wird, indem du dein Bestes gibst.

Auch hier möchte ich dir ans Herz legen, deine Atmung miteinzubeziehen, weil du damit jegliches Bewusstseinsspiel in seiner Wirkung intensivierst.

Beginne deinen Tag mit einigen Augenblicken echt empfundener Selbstliebe, Selbstwertschätzung, Selbstachtung, Selbstanerkennung und mit echtem Selbstlob für etwas, worauf du stolz sein kannst – und atme all das tief ein, sodass jede einzelne deiner Milliarden Zellen von diesen hoch schwingenden Energien erfüllt ist!

Dabei sag aus tiefstem Herzen „Ja!“ zu allem, was der neue Tag dir an Erfahrungen, Erlebnissen und Wahrnehmungen bringen möchte!

Dazu könntest du dir ein Symbol vorstellen – etwa dass dein Ja eine Lichtsphäre bildet, die aus deinem Herzen kommt und all das willkommen heißt...

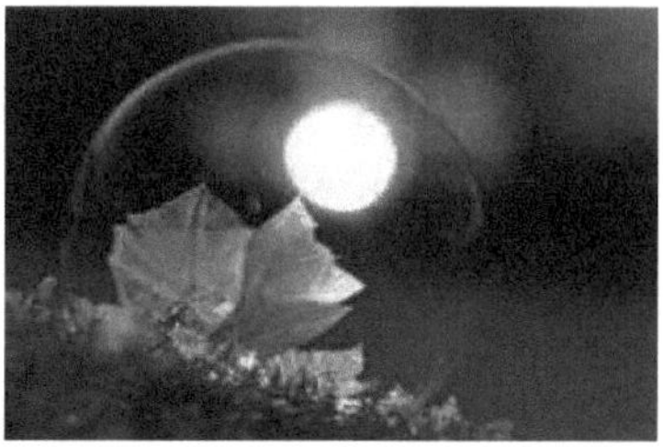

Dann frage dich:

Was möchte ich heute erreichen?

Und stell dir vor, dieses Ziel bereits erreicht zu haben!

Visualisiere dich in der idealen Version und fühle dich unter Miteinbeziehung aller Sinne in dieses Erreicht-Haben hinein – und integriere dieses Gefühl mit deiner Atmung!

Aber frage dich auch:

Wie kann ich das, was ich zu müssen glaube, tun wollen?

Was von dem Herausfordernden kann ich mir durch eine gesündere Einstellung erleichtern?

Dann frage dich auch:

Welche Begegnungen stehen an?

Und wie möchte ich diese idealer Weise gestalten?

Auch diese stell dir in ihrer idealen Version vor und fühle möglichst intensiv, wie sich das anfühlt – und atme die damit verbundenen Wahrnehmungen ein!

Und frage dich:

Wie kann ich diesen Tag erfüllen, sodass ich abends voll und ganz zufrieden sein kann?

Auf welchen Tag möchte ich abends zurückblicken können?

Lass auch dieses Gefühl der Erfülltheit möglichst intensiv werden und atme es tief ein, sodass bereits am Morgen dein ganzes Wesen in dieser Energie schwingt!

Dann achte aufmerksam darauf, wie sich dieser Tag im Vergleich zu anderen Tagen gestaltet!

Guten-Abend-Atmung

Es gibt unterschiedliche Möglichkeiten, deinen Tag heilsam ausklingen zu lassen – eine Möglichkeit, wäre, deine möglichst tiefe Atmung mit dieser oder einer ähnlichen Rückschau zu verbinden.

Stell dir folgende Fragen und finde möglichst konstruktive Antworten; also richte deine selektive Wahrnehmung auf Aufbauendes. Und dann atme die jeweilige Antwort ein, um sie als Erfahrungs-Schatz zu integrieren und damit in einen entspannten und erholsamen Schlaf mitzunehmen:

Was habe ich heute alles gut gemacht?

Womit kann ich aller zufrieden sein?

Was ist mir heute – vielleicht erstmals – gut gelungen?

Was ist heute besser gelaufen als bisher?

Welche Herausforderungen habe ich heute gemeistert?

Wofür könnte ich heute dankbar sein?

Welche Erleichterung gab es heute?

Welche „Fehler“ habe ich mir „erlaubt“?

Und vergiss dabei nicht, deine Antworten „einzuatmen“!

Und was konnte ich daraus lernen, um sie zu nützlichen Erfahrungen zu machen?

Welchen Verlockungen konnte ich heute widerstehen?

Wovon habe ich mich gelöst?

Wen konnte ich heute (vielleicht auch nur ein Stück) weit loslassen?

Was habe ich heute dazugelernt?

Was habe ich erkannt und eingesehen?

Was ist mir heute alles klar(er) geworden?

Denke bitte, all die Antworten tief „einzuatmen“!

Welche wesentlichen Begegnungen hatte ich heute?

Was haben sie mir vermittelt / gezeigt?

Mit wem hatte ich ein gutes Gespräch?

Wem konnte ich heute helfen?

Und wem habe ich erlaubt, mir zu helfen?

Was habe ich heute gutes für mich getan?

Und was für mein inneres Kind?

Was möchte ich morgen genauso machen wie heute?

Welches Symbol könnte meinen heutigen Tag charakterisieren?

Wenn mein heutiger Tag eine Farbe hätte, welche wäre das?

Und welcher Klang passt zu meinem Heute?

Kann ich vielleicht auch einen Geruch oder Geschmack damit verbinden?

Welches Gefühl vermittelt mir dieser Tag in dieser Rückschau?

Und integriere mit deiner Atmung all die Antworten als wertvollen Erfahrungs-Schatz!

Und vielleicht willst du deine Traumkraft bitten, dir einen interessanten, aufschlussreichen Traum zu schenken.

Atme Selbsterlaubnis!

Das Gegenteil von Selbstverhinderung – mit der wir uns allzu oft das Leben schwer machen – ist Selbsterlaubnis.

Wie wäre es, dir mehr Selbsterlaubnis zukommen zu lassen – und sie dann auch mit deiner Atmung tief in dir zu verankern?

Frage dich – und stell dir vor, wie du diese Frage tief einatmest:

Welchen nächsten Schritt vermeide ich in meiner aktuellen Lebensphase?

Dann halte kurz inne – ehe du dir erlaubst, die Antwort mit einer ebenso tiefen und möglichst langsamen Ausatmung aus dir „herausblühen" zu lassen!

Dasselbe mach auch mir dieser Frage:

Welchen Traum tu ich als unmöglich ab, weil ich meine, dass mir die Mittel / Möglichkeiten / Zeit dafür fehlen?

Und lass auch hier deinen (vielleicht uralten Traum) mit einem langsamen Ausatemzug aus der Tiefe an die Oberfläche kommen!

Dann öffne dich auch für die Antwort auf diese Frage – atme sie wieder tief in dich ein:

Wie könnte mein Leben aussehen, wenn ich mich nun in Bewegung setzen und meine Selbstverhinderung aufgeben würde, um in die Selbsterlaubnis zu finden?

Und lass – nach einem kurzen Innehalten in der Stille – auch hier die Antwort hochsteigen, während du langsam ausatmest!

Dann fühle dich möglichst intensiv und unter Miteinbeziehung aller Sinne in diese Idealvision hinein...

Atme dich ärgerfrei!

Hast du dich schon einmal gefragt, warum du dich ärgerst?

Aus meiner Erfahrung ist es immer dann, wenn die Wirklichkeit nicht mit meinen Wunschvorstellungen übereinstimmt.

Und wenn ich erkenne, dass ich das nicht in angemessener Zeit ändern kann, dann nehme ich meine Atmung zu Hilfe, um mich von meinem Ärger zu befreien – denn Ärger ist alles andere als gesund, auch wenn er berechtigt ist oder scheint.

Beispiele hoffnungsloser Wünsche sind Dinge, die die Vergangenheit betreffen oder uns an anderen ärgern (weil wir beides ja nicht ändern können).

Also Dinge, auf die wir keinen Einfluss haben; aber auch jene, bei denen wir uns selbst im Weg stehen...

Kennst du solchen Ärger?

Ärger über andere?

Ärger über das, was auf der Welt passiert?

Ärger über dich selbst?

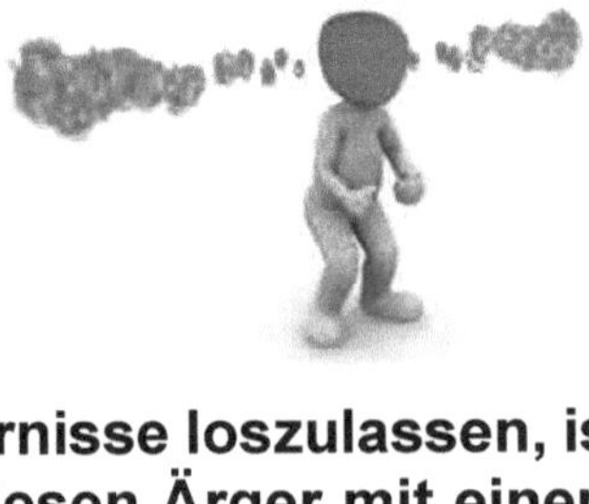

Um solche Ärgernisse loszulassen, ist es hilfreich, im ersten Schritt diesen Ärger mit einem tiefen Ja-Einatemzug anzunehmen:

„Ja, im Augenblick ärgere ich mich; und die Gegenwart kann ich ebenso wenig ändern, wie die Vergangenheit und das, worüber ich mich ärgere.

Aber die Zukunft kann ich ändern, wenn es mir gelingt, mich aus meiner Ärger-Spirale zu befreien.“

Und genau das gönne dir nun mit einem tiefen und langen Ausatemzug: atme deinen Ärger – und damit die Stresshormone, die er dir vermittelt hat – aus dir heraus!

Dazu kannst du diesen Ärger in einer Farbe, einer Form oder als andere Sinneswahrnehmung in dir visualisieren – und auch füüüühlen! – und dir vorstellen, wie du ihn während der Ausatmung über deine Fußsohlen an die Erde abgibst.

Bei nicht allzu schweren Ärgernissen kann dir das in einem Atemzug Erleichterung bringen; bei größerem Ärger mag das einige Atemzüge brauchen – aber es wirkt!

Atme Gewinn aus Verlust!

Mancher Gewinn ist als Verlust getarnt.

Und manches Geschenk, das uns das Leben macht, ist so verpackt, dass wir es nicht gleich als Geschenk erkennen.

Hast du auch schon diese Erfahrung gemacht?

Gewinn als Verlust getarnt kann also ein mächtiges Werkzeug für Weiterentwicklung sein.

Überlege, welche Verluste es in deinem Leben gegeben hat und zähle einige auf – wobei du sinnvollerweise auch deine linke Hand miteinbeziehst; denn du wirst damit vermutlich andere Dinge schreiben als mit deiner rechten Hand.

Dann frage dich jeweils – indem du die Frage tief einatmest:

Wie kann mir dieser Verlust dienen?

Oder wie hat er mir in der Vergangenheit gedient?

Welche Bedeutung hat / hatte er für meine Arbeit, mein Leben, meine Beziehungen?

Was kann / konnte ich daraus lernen?

Und dann lass – nach einigen Augenblicken des Innehaltens – die Antwort mit der Ausatmung aus der Tiefe hochsteigen.

Der Schlüssel für diese Vorgehensweise liegt darin, zu wissen, zu vertrauen und zu handeln, als ob das Glück im Unglück existierte, wenn du bereit bist, die Dinge aus einer anderen Perspektive zu sehen oder durch eine andere Tür zu gehen – und zwar eine, die du vorher vielleicht zugeschlagen hast.

Atme dich wertvoll!

Hier habe ich noch ein sehr wohltuendes Spiel für dich, das dir auch helfen mag, dein bedingungsloses Selbstwertgefühl zu entwickeln.

Eigentlich ist es eine Meditation, die tatsächlich Wunder wirken kann, wenn du sie dir immer wieder gönnst.

Stell dir vor, du bist die Sonne, die bedingungslos ihr Licht nach allen Seiten hin ausstrahlt!

Diese fragt nicht, ob etwas oder jemand ihr Licht verdient hat oder nicht – sie strahlt einfach, weil das ihrem Wesen entspricht.

Stell dir also vor, auch du bist ein strahlendes Sonnenwesen – was du in Wahrheit ja tatsächlich bist – und schenke dich, bei jedem Ausatemzug deine Liebe ausstrahlend, dem Universum!

Verströme dich rückhaltlos und schenke der Welt deine lebendige, heilsame, liebevolle, einzigartige, strahlend helle und herzerwärmende Ausstrahlung!

Ja, lass dabei auch deine Liebe in dein Strahlen mit einfließen – stell dir vor, wie dein Atem deine Liebe mitnimmt und weit nach allen Seiten hin ausatmet und ausstrahlt...

Und spiele eine Weile sehr bewusst mit den wohltuenden Gefühlen, die dieses strahlende Atmen in dir erweckt...

Im Grunde strahlst du ja ohnehin ständig nach allen Seiten hin aus – du kannst gar nicht anders.

Aber dein Strahlen wird noch intensiver, wenn du es bewusst mit deiner Ausatmung kombinierst. Die Frage dabei ist nur, ob du dir dessen bewusst bist und mit welchen Emotionen du deine Ausstrahlung färbst.

Denn zuweilen mischt sich durchaus nicht so Heilsames in deine Ausstrahlung...

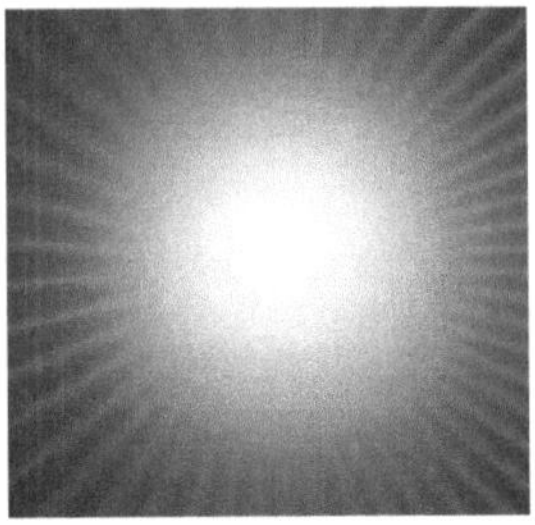

... wenn du beispielsweise Groll empfindest oder Ängste, wenn du eifersüchtig oder ärgerlich bist, wenn du dich in deinen Zweifeln, Selbstzweifeln oder quälenden Schuldgefühlen ergehst, wenn du in Trauer oder Bedauern haften bleibst...

All das darf natürlich sein, denn du bist ein menschliches Wesen, das sich in einer polaren Welt inkarniert hat.

Aber während du dein Sonnen-Atem-Spiel zelebrierst und damit deine Ausstrahlung erweiterst, solltest du sehr bewusst darauf achten, mit welchen Emotionen du dein energetisches Feld färbst!

Also achte stets darauf, welche Energie du in deiner bewussten Ausatmung nach außen hin ausstrahlst und der Erde schenkst.

Kannst du destruktive, sich nicht gut anfühlende Gedanken und Gefühle wahrnehmen?

Dann leite diese einfach durch deine Fußsohlen an die Erde ab; und bitte diese, sie in neutrale Energie zu transformieren!

Auch dazu kannst du deine Atmung nützen, indem du dir vorstellst, dass du mit jedem Ausatemzug Altes, Abgestorbenes durch deine Fußsohlen an die Erde abgibst.

Und hab keine Sorge: für die Erde ist all das neutrale Energie, die sie leicht in Fruchtbarkeit umwandelt.

Nachdem du dich auf diese Weise von dunkler, schwerer und enger Energie befreit hast, kannst du dich nun bewusst für Gedanken öffnen, die sich besser anfühlen.

Denn damit öffnest du dich gleichzeitig für die damit verbundenen angenehmeren Gefühle – und strahlst diese dann auch über dein energetisches Feld aus.

Es geht also, um das noch einmal klar zu machen, einerseits darum, dir deiner Ausstrahlung bewusst zu werden; und andererseits diese von niedrigen Schwingungen zu klären.

Und dann auch noch bewusst mit dem Licht deiner Liebe in all ihren unterschiedlichen Facetten (Dankbarkeit, Wertschätzung, Freude, Begeisterung, Bewunderung, Achtung) deine Ausstrahlung zu intensivieren.

So kannst du wirklich voll und ganz in deinem Sonnengefühl aufgehen – dich ganz und gar davon erfüllen lassen und es mit deiner Atmung nach allen Seiten weit hin ausstrahlen.

Wenn du dieses Spiel immer wieder – wenn auch vielleicht nur für einige Augenblicke – zelebrierst, findest du rasch wieder Anschluss an dein ursprünglich gesundes Selbstwertgefühl.

Denn je freier, leichter, reicher, vorbehaltloser und liebevoller du es dir erlaubst, dich der Welt zu schenken, umso wertvoller wirst du dich fühlen.

Ebenso wichtig und wertvoll ist meinem Gefühl nach der zweite Teil dieses Sonnen-Atem-Spiels, das eine Art Ergänzung zu dieser eher aktiven Variante darstellt:

Stell dir dich selbst in einem Rundum-Sonnenbad vor, bei dem du nun die Empfängerin oder der Empfänger hoch energetischer Lichtstrahlen bist...

Und zwar nicht aus einem Feuerball, der irgendwo am Himmel steht, sondern so, als befändest du dich mitten in der Sonne und würdest nun von allen Seiten mit diesen allgegenwärtigen Strahlen beschenkt!

Öffne dich dieser Vorstellung ganz weit und werde empfänglich für dieses umfassende Mit-Liebeslicht-besonnt-Werden!

Vielleicht so als würde sich dein Energiefeld mit unzähligen Trichtern nach allen Seiten hin öffnen und dich empfänglich machen für die heilsame, vitalisierende, energetisch nährende, aufrichtende und liebevolle Sonnenenergie, die du mit jedem Einatmen in dir willkommen heißt...

Erlaube dir, selig eins zu werden mit dem dich von allen Seiten her einhüllenden und dich bis in die tiefsten Tiefen deines Seins durchströmende Sonnen-Liebeslicht!

Atme es mit jedem Atemzug tief in dich ein – so lang, bis jede einzelne deiner Zellen reich durchsonnt ist!

Und lass das Licht der Sonne von außen auch deine innere Sonne erwecken: dein Sonnengeflecht in deiner Magengrube!

Fühle dich wertvoll beschenkt – und damit zugleich wertvoll!

Mach auch das bitte jetzt gleich!

Schiebe es nicht auf, weil dein innerer Saboteur dir weismachen möchte, dass später auch noch Zeit dafür ist – du lebst im Jetzt!

Und wer weiß, was dir später alles dazwischen kommt?

Auch dieses Besonnt-Werden wird natürlich umso mehr Wirkung zeigen, je öfter du dich damit verwöhnst – und je bewusster auch.

So findest du bei jedem weiteren Mal leichter Anschluss an den Grad deiner Empfänglichkeit, den du beim letzten Mal erreicht hast.

Eine weitere Steigerung wird es bringen, dich – zumindest so weit dir dies möglich ist – zugleich als strahlende Sonne und als von der Sonne bestrahltes Lichtwesen zu fühlen.

Nütze dafür auch deine Atmung, indem du synchron mit jedem Atemzug immer wieder hin und her schaltest zwischen diesen beiden Eindrücken:

Beim Ausatmen bist du das sich in tiefer Liebe verströmende Sonnenwesen; und bei der Einatmung bist du ganz und gar Empfänglichkeit – von allen Seiten reich beschenkt und dich in deinem geheilten Selbstwertgefühl geborgen wissend.

Dann bist du im rhythmischen Wechsel zwischen Aus- und Einatmung sowohl die sich bedingungslos und in Liebe verströmende Sonne – die um ihren WERT WEISS – und das bedingungslos mit Sonnen-Liebesenergie beschenkte menschliche Wesen – das sich all dessen und noch viel mehr WERT FÜHLT...

Beginne deinen Tag mit einigen Augenblicken dieses wohltuenden Sonnen-Atem-Spiels; und beende ihn auch wieder so!

Das wird dein Leben garantiert zum Positiven verändern, weil du damit dein Selbstwertgefühl nachhaltig heilst; und dir eine für alles, was du dir wünschst, magnetische Ausstrahlung aneignest.

Atme dein Aha-Erlebnis!

Kennst du dieses erleichternde und erhebende Gefühl bei einem Aha-Erlebnis?

Für mich haben Aha-Erlebnisse eine spezielle Qualität und vermitteln mir eine großartige Erfahrung, die mir nicht nur im Geist Erhellung schenkt, sondern auch reichlich Glückshormone.

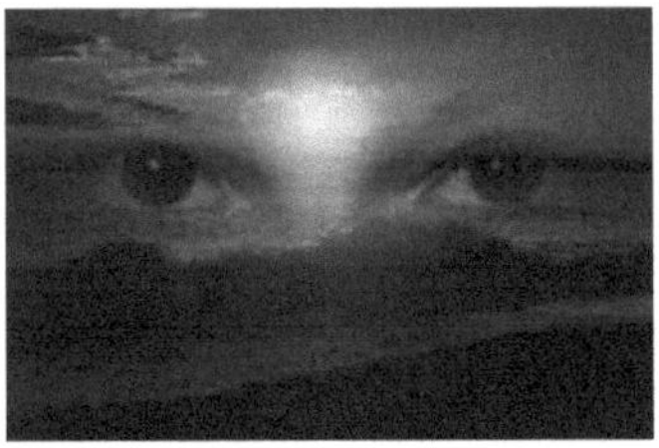

Ich erlebe Aha-Erlebnisse so wie das Überspringen eines Funkens, der etwas entzündet, was schon lang auf das Feuer des Verstehens gewartet hat.

Und aus Verstehen resultiert ja Verständnis, was vor allem innerhalb von Beziehungen eine neue Qualität von Frieden und Harmonie ermöglicht.

Dies übrigens auch und vor allem in meiner Beziehung zu mir selbst.

Denn es erleichtert mich jedes Mal, wenn ich beispielsweise frühere Verhaltensmuster, die ich verurteile – und damit zugleich auch mich selbst ablehne –, in ihrer Entstehung verstehen kann.

Weil ich auf diese Weise wohltuendes Verständnis finde für mein früheres Selbst; und dieses schenkt mir Frieden – was wiederum enorm heilsam und entspannend ist für mein inneres Kind.

Denn dieses mag ganz und gar nicht verurteilt und abgelehnt werden.

Erlebst du das ähnlich?

Wenn du etwas aus deiner Vergangenheit aus einem neuen Licht sehen kannst; und dich nun nicht mehr dafür verurteilst, sondern Verständnis hast mir dir?

Vielleicht kann ich auch dich für diese spezielle Erfahrung erwärmen.

Überlege, wann du das letzte Aha-Erlebnis hattest – ob ein großes oder kleines, vielleicht auf den ersten Blick unbedeutendes.

Und dann versetze dich in dieses Gefühl der Erleichterung, der Erweiterung, der Erhebung hinein!

Und präge dir – mit einem tiefen Einatemzug – all die damit verbundenen Wahrnehmungen ein, damit du das nächste Aha-Erlebnis auch wirklich bewusst erleben wirst.

Und wenn dir dann so eine Offenbarung zukommt, dann hoffe ich, dass du vorbereitet bist und auch diese tief in dein System einatmest, sodass jede einzelne deiner Zellen von diesem Aha-Erlebnis genährt wird!

Wenn du dieses umfassende Wohlgefühl einmal bewusst erlebt hast, werden dir zukünftig weit mehr Aha-Erlebnisse zukommen – einfach weil du in der neuen selektiven Wahrnehmung bewusst danach Ausschau hältst!

EMOTIONAL NÄHRENDE ATMUNG

Atme Begeisterung!

Deine Begeisterung ist eine Emotion mit einer besonders hohen Schwingung und schenkt dir daher reichlich Endorphine.

Lass dich also möglichst oft von irgendetwas begeistern!

Oder auch von irgendjemand!

Aber warum nicht auch von dir selbst?

Nütze jede Wartezeit und andere Zeitnischen, um in deine Begeisterung zu gelangen; und erfülle alle Tätigkeiten, die keine besondere Konzentration erfordern, damit!

Das lateinische Wort für Begeisterung heißt Enthusiasmus und in der Übersetzung „Ein-Göttlichung" („en" = innen, „theus" = Gott).

Begeisterung bedeutet also genau genommen Ein-Göttlichung!

Leider ist vielen von uns im Laufe des Lebens unsere Begeisterung abhandengekommen – als Kinder hatten wir noch problemlos Zugang dazu. Aber nun ist sie oft mit der Angst verbunden, sie könnte uns zu übermütig machen.

Daher gilt es, sie wieder aus dem Dornröschenschlaf zu wecken und uns zugänglich zu machen.

Um guten Zugang zu deiner Begeisterung zu finden, versetze dich in irgendetwas, für das du dich begeistern kannst!

Dann nimm diese Schwingung möglichst intensiv und unter Miteinbeziehung möglichst aller Sinne wahr!

Wie fühlt sich deine Begeisterung an?

Welche Farbe hat sie?

Welchen Klang assoziierst du damit?

Was macht deine Begeisterung mit deiner Körperhaltung?

Und mit deiner Atmung?

Aber auch mit deinem Herzschlag?

Was sagst du zu dir, wenn du in deiner Begeisterung schwingst?

Und wie kommunizierst du dann mit anderen?

Und wie geht es deinem inneren Kind, wenn du dich für etwas oder jemand begeistern kannst?

Natürlich möchte ich dir keineswegs meine Kriterien für Begeisterung überstülpen; aber vielleicht kann ich dich damit anregen, deine eigenen zu finden.

Vielleicht assoziierst du zu irgendeinem Wort oder einem meiner Gedanken ein eigenes Erlebnis oder eine eigene Tatsache, die dich in deine Begeisterung versetzt.

Mich macht meine Begeisterung leicht und froh; und ich richte mich auf, während sich gleichzeitig meine gesamte Muskulatur entspannt.

- Ich hebe unwillkürlich meinen Kopf
- und meine Brust wird ganz weit,
- während mein Atem tiefer wird.
- Dabei habe ich einen Eindruck von Helligkeit
- und muss unwillkürlich lachen, lächeln oder schmunzeln.
- Oft treten mir Rührungstränen in die Augen;
- und ich spür einen sehr charakteristischen Schauer,
- zuweilen auch eine Ganzkörpergänsehaut ...

Was von all dem kennst du aus eigener Erfahrung?

Wie genau fühlt sich deine Begeisterung an?

Und dies kannst du nun mit deiner Atmung verbinden:

Frage dich, während du tief einatmest:

Wofür kann ich mich begeistern?

Wofür brenne ich?

Was erwärmt mein Herz?

Wobei strahlt mein inneres Kind?

Dann lass nach kurzem Innehalten die Antwort aus deiner Tiefe aufsteigen, während du langsam und tief ausatmest...

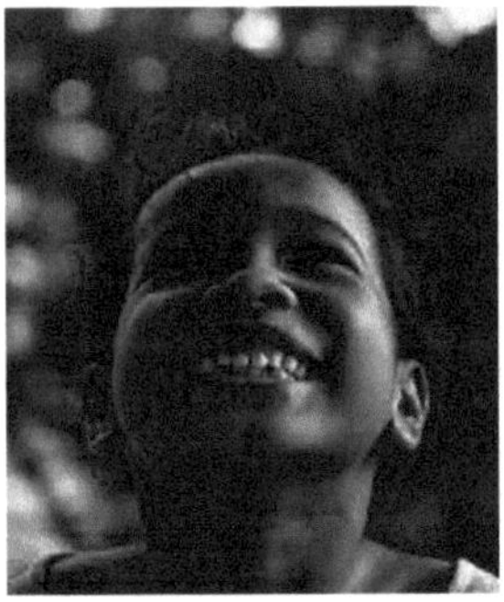

Und nun versetze dich möglichst intensiv in diese Situation hinein und genieße sie eine Weile in vollen Zügen!

Atme Vorfreude!

Deine Zukunft bietet ein enormes Glückspotential, das du nicht ungenützt brach liegen lassen solltest!

Wenn du intensive Vorfreude empfindest, schüttest du reichlich Dopamin aus, das über die Aktivierung weiterer Glückshormone eine ganze Glückskettenreaktion im Körper auslöst.

Wichtig ist dabei nur, dass du dich nicht an das erhoffte Ergebnis klammerst – weil du damit Gefahr läufst, enttäuscht zu werden, wenn es anders kommt –, sondern klugerweise hinzufügst:

„Dies oder etwas Besseres möge geschehen!"

Überlege, worauf du dich aller freuen könntest; und mach eine Liste all deiner Anlässe für Vorfreude.

Darauf freue ich mich:

- in meinem familiären Umfeld ...
- in meinem Beruf ...
- in meiner Beziehungssphäre ...
- in meiner Freizeitgestaltung ...
- in meinem Wohnbereich ...
- auf körperlicher Ebene ...
- in meiner Spiritualität ...
- weil ich es ganz besonders gern mache ...
- weil ich mich dadurch sehr verwöhnt fühle ...
- weil es meinen Selbstwert stärkt ...
- weil es mich meine wahre Größe einnehmen lässt ...

- weil es mich erfüllt, glücklich macht, aufbaut, bestätigt, motiviert ...

Und wann immer du dir etwas Gutes tun willst, vergegenwärtige dir einen dieser Punkte (oder einen anderen Anlass für deine Vorfreude) und schwelge darin.

Dabei atme all die Wahrnehmungen, die du dabei hast, ganz langsam und tief ein...

... halte eine Weile inne, um die Vorfreude ganz stark werden und dich ganz und gar erfüllen zu lassen...

... und dann stell dir vor, wie du mit deiner Ausatmung diese Vorfreude nach allen Richtungen hin weit ausstrahlst...

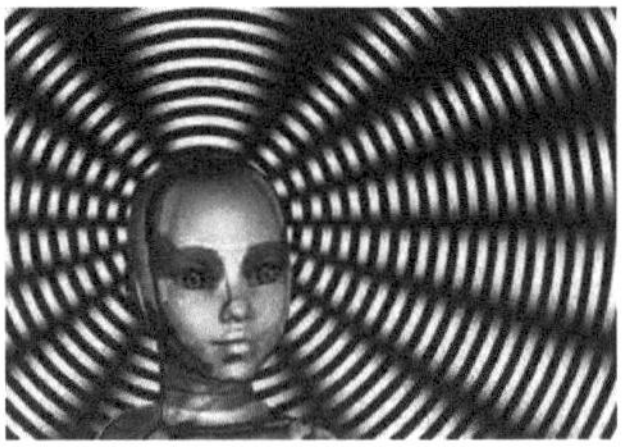

Damit wirst du nämlich resonant – also magnetisch – für das, worauf du dich freust; oder für etwas damit in Resonanz schwingendes noch Besseres.

Atme süße Erinnerungen!

Auch in deinen Erinnerungen schlummert ein enormes Glückspotential – umso mehr vermutlich, je länger du schon auf diesem Planeten weilst.

Aber bei gutem Willen wirst du auch in jungen Jahren süße Erinnerungen gesammelt haben, auf die du zurückgreifen kannst, um dir wohl zu tun.

Wenn du möchtest, kannst du dir ein Repertoire an glücklichen Erinnerungen anlegen, auf das du jederzeit zurückgreifen kannst, wenn dein Alltag nicht so ideal ist...

Dazu erinnere dich an verschiedene wohltuende Situationen, vergegenwärtige sie dir mit allen Sinnen und präge sie dir mit deiner Einatmung fest ein – hier sind einige Kriterien, die dich auf deiner Suche inspirieren mögen:

- damals habe ich mich ganz und gar geborgen gefühlt,
- damals war ich sehr zufrieden mit mir,
- damals habe ich mich über etwas gefreut,
- damals war ich begeistert,
- damals habe ich intensive Liebe gespürt,
- damals war ich sehr dankbar,
- damals habe ich in vollen Zügen genossen,
- damals habe ich mich vollkommen frei gefühlt,
- damals war ich im Frieden mit mir und der Welt ...

Mit solchen und ähnlichen beglückenden Erinnerungen kannst du dir jederzeit deinen Alltag versüßen, wenn dir dein Hier und Jetzt gerade keine Höhepunkte zu bieten hat!

Dazu vergegenwärtige dir eine der süßen Erinnerungen aus deinem Repertoire (oder eine andere süße Erinnerung) und schwelge darin.

Dabei atme all die Wahrnehmungen, die du dabei hast, ganz langsam und tief ein…

… halte eine Weile inne, um dein Glücksgefühl ganz stark werden und dich ganz und gar erfüllen zu lassen…

… und dann stell dir vor, wie du mit deiner Ausatmung dieses wohltuende Gefühl nach allen Richtungen hin weit ausstrahlst…

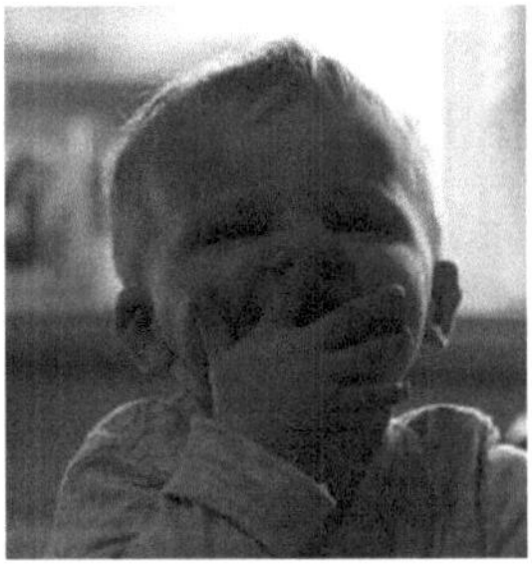

Auch dies macht dich resonant – also magnetisch – für ähnlich beglückende, damit in Resonanz schwingende Erfahrungen.

Atme Liebe!

Liebe ist sicher die höchste Energieform, die wir auf diesem Planeten kennen und erfahren können. Und Liebe hat zwei Phasen: das Liebe Schenken und das Liebe Empfangen.

Und diese zwei Phasen schreien ja geradezu danach, sie mit der Atmung zu verbinden.

Also finde – wie dir das gelingt, ist gleichgültig – in deine Liebe und lass dich ganz und gar davon erfüllen.

Dazu kannst du – wie in meiner Selbstliebe-Empfehlung – mit einem Kristallisationspunkt beginnen; also einem Gegenüber, das zu lieben dir ganz leicht fällt, sodass deine Liebe leicht und frei ins Fließen kommt.

Oder du vergegenwärtigst dir einfach direkt dein Liebes-Gefühl.

Nun finde Assoziationen zu deiner Liebe, indem du dich fragst:

Wie genau fühlt sich meine Liebe an?

Ist meine Liebe eher kühl oder warm?

Ist meine Liebe eher schwer oder leicht?

Ist meine Liebe eher hart oder weich?

Welche Farbe hat meine Liebe?

Welchen Klang assoziiere ich damit?

Wie riecht meine Liebe?

Und wie schmeckt sie?

Und wo kann ich meine Liebe vor allem wahrnehmen?

An einer Stelle meines Körpers konzentriert?

Oder im ganzen Körper?

Vielleicht sogar darüber hinausreichend?

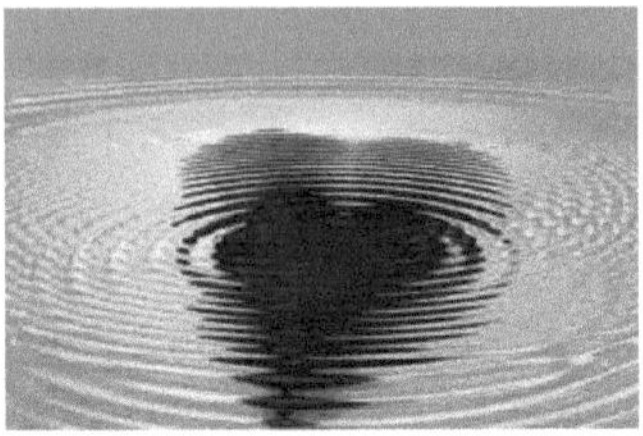

Nun bezieh deine Atmung mit ein:

Während du einatmest, lass deine Liebe immer noch intensiver werden und sich mehr und mehr in dir ausbreiten…

So lang, bis sie dich ganz und gar erfüllt; und wirklich jede einzelne deiner Milliarden Zellen in Liebe schwingt…

Und nimm auch all deine Assoziationen dazu wahr…

Und während du ausatmest, strahle deine Liebe auch nach außen hin aus – in alle Richtungen…

Gönne dir diese Liebes-Atmung immer wieder und fühle, wie wohltuend und heilsam diese ist!

Atme Selbstliebe!

Was ist eigentlich Selbstliebe?

Diese Frage mag merkwürdig klingen…

Aber hast du sie dir schon einmal gestellt?

Lass dir helfen, selbst die Antwort zu finden!

Erinnere dich an eine Situation in deinem Leben, wo du sehr glücklich warst, wo alles gut war und du dich geliebt und wertgeschätzt gefühlt hast – ja vielleicht sogar bewundert wurdest!

Atme dieses Gefühl und alle damit verbundenen Sinneswahrnehmungen tief in dich ein!

Mit dieser Erinnerung findest du Zugang zum Gefühl des Geliebt-Werdens. Und das ist der erste Schritt.

Im zweiten Schritt erinnere dich an eine Situation, in der du tiefe Liebe zu einem geliebten Wesen empfunden hast.

Und atme dieses Gefühl mit deiner Ausatmung aus – lass mit deiner Atmung deine Liebe zu deinem geliebten Gegenüber hinfließen!

Damit hast du Zugang zur Phase des Liebens. Und nun gilt es, diese beiden Phasen zusammenzuschließen.

Stell dir also vor, du lenkst die Liebe, die du zu dieser anderen Person empfunden hast, auf dich um. Und erweckst damit in dir das Gefühl, geliebt zu werden, während du aber gleichzeitig das Gefühl des Liebens aufrecht erhältst.

Und weil das fürs erste vielleicht nicht ganz einfach ist, verbinde dies mit deiner Atmung!

Atme aus, während du dir selbst Liebe schenkst und atme die Liebe, die du dir selbst schenkst, ein!

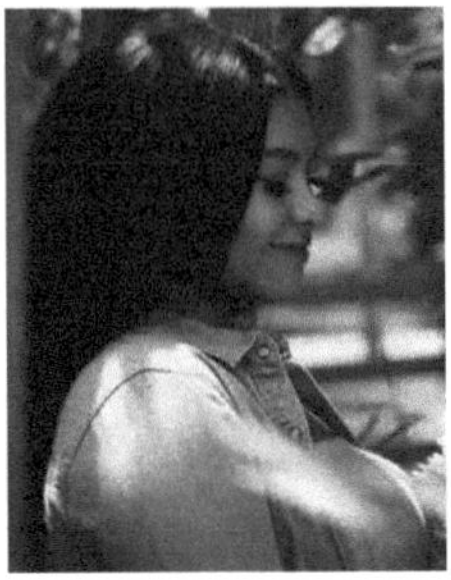

Mir ist durchaus klar, dass das beim ersten Versuch nicht leicht sein mag. Aber wenn es dir auch nur für Augenblicke gelingt, diese Art Kurzschluss zu erzeugen, dann hast du schon viel gewonnen.

Dieser Kurzschluss verbindet zwei Phasen der Liebe, die du bereits kennst – die du bisher aber vermutlich vor allem getrennt erlebt hast. Wenn du diesen Kurzschluss in einer Meditation zelebrieren möchtest, dann könnte sich das so anfühlen:

Visualisiere eine Person, die zu lieben dir ganz leicht fällt; sieh diese Person als ganze oder bloß deren Gesicht vor deinem geistigen Auge und stell dir vor, dass in der Mitte deiner Brust eine wunderschöne Blüte aufblüht ... deine Herzblume ... Blütenblatt für Blütenblatt öffnet sie sich als Symbol für dein Herz-Chakra – und so wie eine Blume ihren Duft verströmt, so strömt nun aus deinem Herzen Liebe... Liebe zu dieser geliebten Person.

Vielleicht magst du eine bestimmte Farbe zu deiner Liebe assoziieren; vielleicht auch einen Geruch und einen Geschmack. Frage dich auch, welcher Klang zu deiner Liebe passt ... je mehr Sinneswahrnehmungen beteiligt sind, umso besser prägt sich dieses Neue in deinen Hirnwindungen ein – und dann sieh, wie dich diese Person anlächelt, weil sie deine Liebe spürt, annimmt und dir nun ihrerseits ihre Liebe schenkt.

Und so wie du wohl kaum ein Geschenk von einem geliebten Menschen zurückweisen würdest, verschließt du dich nun auch dieser Liebe nicht, sondern nimmst sie dankbar an.

Öffne dich weit, werde empfänglich und nimm die Liebe, die dir da entgegen kommt, dankbar an! Vielleicht nimmst du als Assoziation zu dieser empfangenen Liebe eine andere Farbe wahr, einen anderen Geruch, Geschmack oder Klang als bei deiner eigenen Liebe.

Vielleicht hast du aber auch dieselben oder ähnliche Sinneswahrnehmungen. All das darf sein. Nimm es an, ohne es zu bewerten!

Du kannst, wenn du möchtest, dieses Liebe Schenken und Liebe Annehmen auch mit deiner Atmung verbinden: immer wenn du einatmest, erlaubst du der Liebe dieser geliebten Person, in dich einzufließen und dich mehr und mehr zu erfüllen … und wenn du ausatmest, lässt du gleichzeitig mit deinem Atem deine Liebe hin zu diesem geliebten Menschen fließen, ihn einhüllen und nach und nach auch erfüllen...

Und wenn dieser Austausch gut ins Fließen gekommen ist, kannst du den nächsten Schritt wagen: dann setze dich selbst anstelle der anderen Person – sei es in Form deines Spiegelbildes oder eines Bildes, möglichst aus deiner Kindheit, weil es dir vermutlich leichter fällt, deinem inneren Kind deine Liebe zu schenken. Am besten du wählst ein lachendes Bild – schenke dir deine Liebe, während du ausatmest und nimm sie im Einatmen an…

Von dieser Meditation gibt es übrigens eine Aufnahme, in der ich dich mit meiner Stimme begleite.
https://lebenswert365.info/medi-selbstliebe

Atme Stolz!

Stolz hat bei uns leider keinen guten Ruf, obwohl er aus Sicht der Medizinerin in mir ein sehr wertvoller Endorphin-Ausschütter ist.

Auch dein Gehirn braucht Abwechslung, daher finde ich es sinnvoll, möglichst viele positive Emotionen zur Auswahl zu haben.

Also warum solltest du ihm nicht ein breites Spektrum positiver Gedanken und daraus resultierender Emotionen anbieten?

Hat Stolz für dich einen negativen Beigeschmack?

Weil du den (meiner Ansicht nach unsinnigen) Satz „Eigenlob stinkt" glaubst?

Dann empfehle ich dir, dich einmal in dein inneres Kind hineinzuversetzen.

Stell dir vor, du bist das kleine Mädchen, der kleine Bub, und eben ist dir etwas Tolles gelungen.

Der Turm, den du gebaut hast, ist endlich nicht mehr umgefallen; du hast es geschafft, ohne Sturz die Piste herunterfahren; diese Zeichnung ist dir wirklich gut gelungen; du hast heute gar nicht Nägel gebissen; hast es geschafft, allein auf diesen Baum zu klettern; du hast den Rubik-Würfel in die richtige Ordnung gebracht; oder ein schönes A geschrieben; du hast auf eine Rechenaufgabe eine gute Note bekommen…

Und nun bist du stolz!

Genau diesen Stolz meine ich. Nicht den überheblichen Stolz eines Erwachsenen, der versucht, damit sein mangelndes Selbstwertgefühl zu kompensieren.

Sondern diesen kindlich-reinen Stolz deines inneren Kindes, den du dir viel öfter gönnen solltest!

Du nimmst damit niemandem etwas weg, schenkst dir aber reichlich Glückshormone.

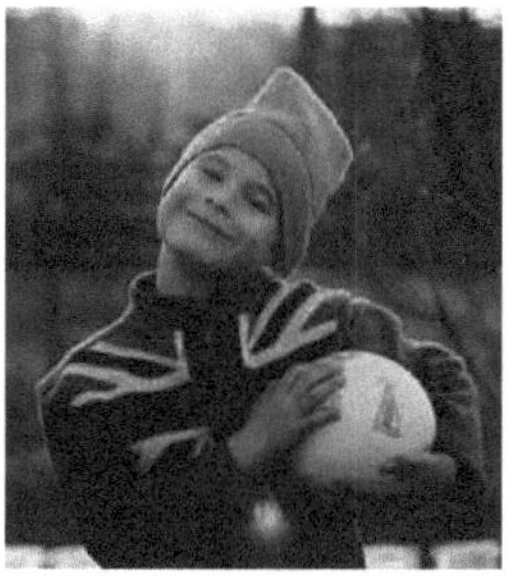

Worauf bist du stolz?

Oder worauf könntest du stolz sein?

Wenn dir selbst nichts einfällt – auch nicht mit deiner linken Hand schreibend – dann frag andere, die dich wertschätzen!

Vergegenwärtige dir immer wieder einen deiner Erfolge und fühle deinen Stolz!

Dazu hinterfrage all das, was nötig war, um die entsprechende Leistung zu erbringen:

Wie viel Zeit und Energie musstest du investieren, um all das zu leisten?

Wie viel Liebe und Begeisterung war nötig?

Wie viel Planung hast du gebraucht?

Was hat es dich an Durchhaltevermögen und Disziplin gekostet, um diesen Erfolg einzufahren?

Wie viel Anstrengung wurde dir (hast du dir) abverlangt?

Dann überlege, welchen Nutzen diese Leistung dir selbst aber auch anderen gebracht hat: deiner Fami-

lie, deinem Freundeskreis, deinem Unternehmen, anderen Menschen, deiner Stadt, deinem Land oder auch der Welt…

Und wenn du dir all dessen gewahr bist, erlaube dir und deinem inneren Kind, stolz zu sein und lass dich von deinem Stolz aufrichten und groß machen!

Spür seine Wärme, sieh seine Farbe, hör seinen Klang!

Vielleicht sogar einen Song wie „*We are the champions*" von Queen.

Warum nicht?

Wenn du immer noch Probleme mit dieser Emotion hast, dann versetze dich ganz und gar in dein inneres Kind!

Werde selbst wieder zum Kind und erlebe diesen strahlenden und erhebenden kindlichen Stolz!

Spür diesen kindlichen Stolz sich in deinem ganzen Körper ausbreiten! Lass dich ganz und gar davon erfüllen – und kombiniere ihn mit deiner Atmung!

Lass mit jedem Atemzug deinen Stolz intensiver werden… und dich bei jedem Einatemzug mehr und mehr davon erfüllen… so lang, bis du das Gefühl hast, jede einzelne deiner Zellen schwingt in dieser Energie…

Und achte dabei auf folgende Wahrnehmungen:

Wo vor allem kannst du deinen Stolz spüren?

Und wie fühlt er sich an?

Hat er eine Temperatur?

Kannst du seine Konsistenz wahrnehmen?

Wie fühlt sich seine Oberfläche an?

Hat dein Stolz eine Farbe?

Kannst du eine Form damit assoziieren?

Verbindest du einen Geruch oder Geschmack damit?

Welches Musikstück passt dazu?

Stolz ist ein sehr wertvoller Aspekt der Wertschätzung. Und je mehr verschiedene Facetten deiner Wertschätzung du zur Auswahl hast, umso leichter wirst du dir tun, in diesen aufrichtenden Zustand heimzukehren.

Vor allem dann, wenn etwas oder jemand dich gerade wieder aus deiner Mitte herauskatapultiert hat.

Oder besser ausgedrückt: wenn du jemand oder etwas erlaubt hast, dich aus deiner Selbstwertschätzung heraus zu werfen.

Wenn du dir tatsächlich erlaubst, stolz zu sein auf dich selbst (auch wenn das bei uns nicht unbedingt als salonfähig gilt), dann hast du bewusst eine wertvolle Facette deines Selbstwertgefühls in Besitz genommen.

Und dir damit etwas Gutes getan. Denn du hast Glückshormone ausgeschüttet und damit dein Homo Sapiens Gehirn eingeschaltet.

Aber du hast auch anderen etwas Gutes getan. Denn dein kindlicher Stolz strahlt weit über deine körperlichen Grenzen hinaus und erfüllt das elektromagnetische Feld um dein Herz. Und wird damit auch für andere wohltuend spürbar.

Dies kannst du deutlich wahrnehmen, wenn du ein kleines Kind erlebst, das gerade mächtig stolz ist – worauf auch immer. Und das gilt natürlich genauso für dein inneres Kind.

Atme Wertschätzung!

Auch Wertschätzung ist eine sehr hoch schwingende Emotion und aus meiner Sicht eine Facette der Liebe – und wenn du sie dir selbst schenkst der Selbstliebe.

Und auch dabei wirkt das Gesetz der Resonanz und lässt dich in deiner Wertschätzung immer noch mehr Wertzuschätzendes magnetisch anziehen – aber aufgrund der entsprechenden selektiven Wahrnehmung wird dir auch mehr Wertzuschätzendes auffallen als bisher.

Prinzipiell kannst du Dinge und Tatsachen wertschätzen; aber auch Menschen für die Art und Weise, wie sie dir gegenüber (oder allgemein) reagieren.

Was mich immer ganz leicht in die Wertschätzung bringt, sind all die Funktionen, die mein Körper auf so großartige Art und Weise erfüllt.

Das war eigentlich schon immer so; aber es hat sich durch mein Medizinstudium natürlich noch weit verstärkt. Denn nun weiß ich mehr über all das Bescheid, was in meiner materiellen Hülle abläuft, ohne dass ich mich darum zu kümmern brauche – und das ist wirklich bewundernswert; aber vor allem auch schätzenswert.

Daher beginne ich gern meinen Tag mit einigen Augenblicken tief empfundener Wertschätzung für meinen Körper und all seine Geschenke.

Und genau das möchte ich auch dir ans Herz legen. Denn damit tust du nicht nur dir etwas Gutes, weil dich deine Wertschätzung hoch schwingen lässt. Sondern auch dein Körper wird sich freuen, wenn du all das, was er für dich tut, zu schätzen weißt.

Wie wäre es also, wenn du – noch ehe du die Augen öffnest – eine kleine Reise durch deine Sinneswahrnehmungen unternimmst und sie wertschätzt?

Und dies dann auch noch intensivierst, indem du es mit deiner Atmung kombinierst?

Rufe dir in Erinnerung, dass du, sobald du die Augen öffnest, sehen kannst und schicke während der Ausatmung Wertschätzung zu deinen Augen, deinem Sehnerv und auch den optischen Zentren in deinem Gehirn!

Und dann öffne die Augen und nimm mit deiner Einatmung all das wahr, was du erblickst!

Aber widme dich auch einige Augenblicke deinem Gehör und schicke während der Ausatmung Wertschätzung an deine Ohren und deinen gesamten Hörapparat!

Und nimm mit der Einatmung all das wahr, was du hören kannst!

Mach dasselbe auch mit deinen anderen Sinnen: schenke während der Ausatmung deinem Geruchs- und Geschmackssinn deine Wertschätzung und freue dich auf den Genuss deines Frühstücks!

Und nimm all das beim Einatmen wahr, das dir an Riechen und Schmecken geboten wird!

Vielleicht möchtest du auch der Tatsache Wertschätzung schenken, dass du selbstständig aufstehen und dich bewegen kannst.

Und beim Ausatmen deiner Muskulatur deine Wertschätzung schicken; und deine Beweglichkeit während der Einatmung in vollen Zügen genießen – ganz besonders dann, wenn dir im Augenblick nichts wehtut.

Nun ist deine Phantasie gefragt:

Was könntest du noch aller wertschätzen?

Und wie könntest du dies mit deiner Atmung kombinieren?

Atme Dankbarkeit!

Auch deine Dankbarkeit schwingt sehr hoch und ist daher sehr, sehr heilsam.

Sie ist der Wertschätzung nicht unähnlich; aber meiner Erfahrung nach fühlen sich diese beiden Emotionen doch etwas unterschiedlich an.

Nimmst auch du den Unterschied wahr?

Auch hier kannst du deinen Fokus in zweierlei Richtungen lenken: entweder du kannst jemandem dankbar sein, oder bist für dies und das dankbar.

Was mir in Bezug auf Dankbarkeit immer einfällt, ist einerseits all das, was andere für mich getan haben – und immer noch tun.

Und an erster Stelle steht da immer meine Tochter, der ich für unendlich vieles dankbar bin – nicht zuletzt für das Lektorat meiner Bücher und die Digitalisierung all meiner Online Produkte. Aber das ist bei weitem nicht alles!

Auch meinem Vater werde ich ewig dankbar sein für all das, was er zu seiner Lebenszeit für mich getan hat – denn natürlich können wir auch Menschen dankbar sein, die bereits über die Regenbogenbrücke gegangen sind.

Wem könntest du dankbar sein?

Und wofür?

Wenn du jemandem Dankbarkeit schenken möchtest, empfehle ich dir, diese während der Einatmung möglichst intensiv werden zu lassen; und dann während der Ausatmung zu dieser Person zu schicken.

Dazu könntest du deiner Dankbarkeit eine bestimmte Farbe zuordnen, vielleicht auch einen Klang, eventu-

ell auch Geruch und Geschmack – oder auch ein Symbol wie eine Lichtwolke in allen Farben des Regenbogens, in die du diese andere Person einhüllst...

Lass deine Phantasie frei spielen und füüüüühle deine Dankbarkeit!

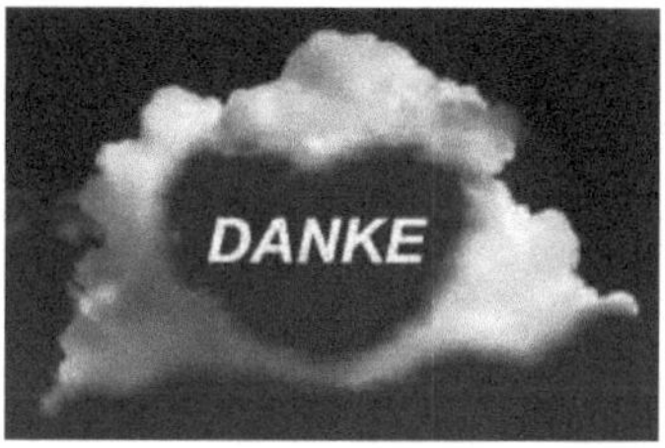

Und hier möchte ich dir noch etwas ans Herz legen, das dir im ersten Moment vielleicht etwas merkwürdig vorkommt:

Wie wäre es, wenn du auch dir selbst dankbar sein könntest?

Dafür, dass du anderen etwas Gutes getan hast?

Oder auch dafür, dass du deinem inneren Kind Fürsorge schenkst?

Und letztlich auch dafür, dass du dich mit all meinen Empfehlungen in diesem Buch befasst hast und sie auch weitgehend umsetzt?

Und verbinde auch deine Dankbarkeit dir selbst gegenüber mit deiner Atmung:

Schenke dir während der Ausatmung deine Dankbarkeit und nimm sie während der Einatmung dankbar an!

Atme Bewunderung!

Wie ich bereits erwähnt habe, sollten wir möglichst viele positive Emotionen zugänglich haben, um unserem Gehirn eine breite Auswahlmöglichkeit zu bieten.

Wenn ich immer wieder von positiven Emotionen spreche, dann geht es mir weniger um Wertung, sondern um den physiologischen Effekt unserer Gestimmtheit.

Natürlich verurteile ich Emotionen, die sich nicht gut anfühlen, nicht; denn sie gehören zu uns wie alles andere, was zum Mensch-Sein gehört.

Ich plädiere nur dafür, nicht allzu lang in diesen Emotionen zu schwelgen – ganz einfach, weil sie sich nicht nur ungut anfühlen, sondern uns auch tatsächlich nicht gut tun.

Wichtige Erkenntnisse zu dieser Tatsache haben die Forscher des amerikanischen Heart-Math Institutes herausgefunden.

Wusstest du beispielsweise, dass Ärger deine Immunabwehr über sechs (!) Stunden lang drosselt?

Seit mir dies klar ist, achte ich tunlichst darauf, nicht allzu lang in meinem Ärger zu baden – aber auch nicht in anderen unguten Emotionen.

Wie du dich aus deiner Ärger-Spirale befreien kannst, habe ich dir ja bereits erklärt – eine andere Möglichkeit zeige ich dir hier.

Die erste Ärger-Reaktion wirst du natürlich kaum verhindern, denn diese läuft so rasch ab, dass du mit deiner Abwehr gar nicht nachkommst.

Abgesehen davon finde ich Abwehr gar nicht so klug – Umlenkung deiner Aufmerksamkeit ist da wahrscheinlich wirksamer.

Daher versuche ich eher, mich in meiner ersten Reaktion anzunehmen und sie mir nachzusehen, weil ich sie ohnehin nicht ändern kann.

Aber dann trachte ich danach, mich möglichst rasch in Richtung einer sich besser anfühlenden Emotion umzupolen.

Beispielsweise mag ich Bewunderung sehr, weil sie sich wirklich gut anfühlt.

Abgesehen davon mag ich die Tatsache, dass auch der Begriff „Wunder“ mitschwingt – und Wunder liebe ich sowieso.

Nicht zuletzt weil mein inneres Kind sie liebt.

Und auch Albert Einstein scheint dieser Ansicht gewesen zu sein, als er schrieb:

„Es gibt zwei Arten, sein Leben zu leben. Entweder so, als wäre nichts ein Wunder, oder so als wäre alles eins. Ich glaube an Letzteres.“

Wie geht es dir mit dieser Sichtweise?

Und wie geht es dir mit Bewunderung?

Gibt es Menschen, die du bewundern kannst?

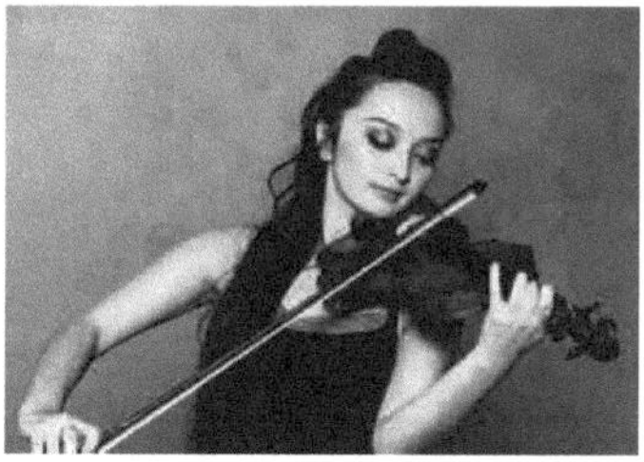

Kannst du dir selbst Bewunderung schenken?

Oder bewunderst du Naturereignisse?

Also Natur-Wunder?

Was kannst du alles bewundern?

Was könntest du alles bewundern, was du vielleicht noch gar nicht wahrgenommen hast?

Kannst du beispielsweise deinen Körper bewundern?

Für all die Funktionen, die er sicher und völlig ohne dein Zutun erledigt?

Und hoffentlich großteils zu deiner Zufriedenheit?

Kombiniere auch deine Bewunderung mit deiner Atmung, indem du dir etwas oder jemand vergegenwärtigst, das oder den du zutiefst bewundern kannst.

Eventuell auch dich selbst, indem du dich für etwas Bewundernswertes bewunderst.

Dann atme diese Bewunderung ein – und nimm wahr, wie wohl sie dir tut!

Und atme deine Bewunderung auch aus – stell dir vor, wie du sie weithin nach allen Richtungen ausstrahlst!

Vielleicht wunderst du dich, wieviel Bewundernswertes das Gesetz der Resonanz dir daraufhin schenkt...

Atme Zufriedenheit!

Im Begriff Zufriedenheit steckt das Wort Frieden. Und nicht zuletzt deshalb liebe ich meine Zufriedenheit. Daher trachte ich möglichst weitgehend, meine Zufriedenheit finden zu können.

Und zwar sowohl in leichtlebigen Lebensphasen. Aber auch und gerade in den anspruchsvollen Phasen meines Lebens. Denn gerade dann ist es eine Herausforderung, der ich mich gern stelle – nicht zuletzt weil ich weiß, wie hoch Zufriedenheit schwingt.

Möchtest du gemeinsam mit mir ein kleines Experiment wagen?

Stell dir vor, du hättest eine Pause-Taste, die dein Leben anhält, wenn du darauf drückst – nennen wir sie die „innehalten am Weg“ Taste. Und stell dir weiter vor, du drückst kurz darauf, sodass dein Leben für einige Augenblicke in seinem Fluss anhält.

Und nun überprüfe den Stand deiner Zufriedenheit; zuerst einmal ganz allgemein.

Wie zufrieden bist du im Augenblick?

Und wie zufrieden bist du generell in deinem Leben?

Das ist nicht dasselbe, denn du kannst generell recht zufrieden sein; aber gerade ist dir eine Laus über die Leber gelaufen ☺.

Oder du bist generell nicht besonders zufrieden, aber im Augenblick geht es dir gut, weil du irgendetwas Positives erlebt hast.

Interessant scheint mir auch diese Frage:

Wie zufrieden fühlst du dich?

Und auch das ist nicht dasselbe, denn du könntest zufrieden sein, ohne dich zufrieden zu fühlen. Und umgekehrt könntest du ein zufriedenes Gefühl im Bauch haben, ohne jedoch wirklich zufrieden zu sein.

Aber ich habe noch eine Frage für dich:

Wie zufrieden bist du mit deinem Leben?

Und auch das ist nicht dasselbe, denn du könntest jetzt durchaus zufrieden sein in deinem Leben; aber zur gleichen Zeit könntest du mit deinem Leben unzufrieden sein.

Findest du, das ist Haarspalterei?

Nun, Zufriedenheit scheint mir eminent wichtig zu sein, daher schadet es doch nicht, uns eingehender damit zu befassen, nicht wahr?

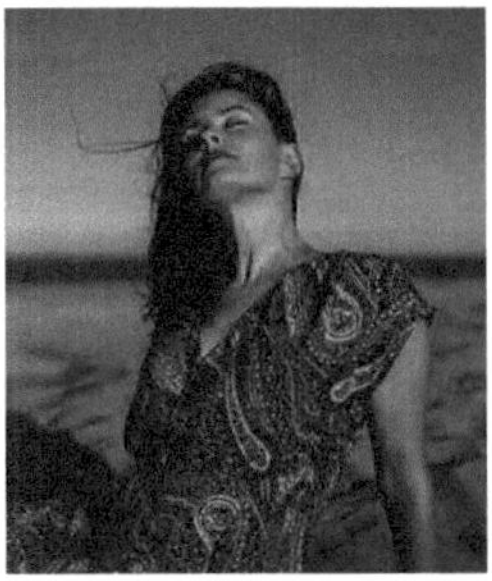

Im nächsten Schritt gehen wir etwas in die Tiefe – und nun gilt es wieder, deine Atmung miteinzubeziehen.

Wie zufrieden bist du in den unterschiedlichen Lebensbereichen?

Gibt es Lebensbereiche, in denen du mit deiner Zufriedenheit zufrieden bist? ☺

Und andere, mit denen du ganz und gar nicht zufrieden bist?

Welche Lebensbereiche fallen dir da ein?

- Beziehung

- Liebe
- Familie
- Freundschaften
- Gesundheit
- Fitness
- Berufsalltag
- Berufung
- Finanzen
- Selbstverwirklichung
- Persönlichkeitsentwicklung
- Lernen
- Horizonterweiterung
- Potenzialentfaltung
- Spiritualität
- Abenteuer
- Gefühlsleben

Was fällt dir noch alles ein?

Und in welchen Lebensbereichen wäre es dir noch wichtig, zufrieden zu sein?

Oder zumindest zufriedener als du aktuell bist?

Dann möchte ich dir zeigen, wie du vorhandene Ressourcen nützen kannst, um mehr Zufriedenheit in dein Leben zu bringen.

Wähle irgendetwas, womit du zufrieden bist – was dir also deine Zufriedenheit zugänglich macht.

Dann zelebriere eine Weile deine Herz-Atmung (du erinnerst dich?) und lass die Zufriedenheit mit diesem Bereich deines Lebens möglichst stark werden – und atme sie tief in dein Herz ein.

Stell dir vor, dass du während der Einatmung nicht nur dein Herz mit deiner Zufriedenheit erfüllst, sondern diese auch mit deiner Ausatmung darüber hinaus ausstrahlen lässt.

Wiederhole das mehrmals: lass deine Zufriedenheit beim Einatmen immer intensiver werden und dein ganzes Herz erfüllen – um diese Energie beim Ausatmen auch nach außen hin auszustrahlen.

Dazu kannst du vielleicht eine Farbe mit deiner Zufriedenheit assoziieren...

Vielleicht auch einen Klang...

Einen spezifischen Geruch und Geschmack...

Aber vor allem ein Gefühl...

Wie genau fühlt sich der Frieden, den du in deiner Zufriedenheit wahrnehmen kannst, an?

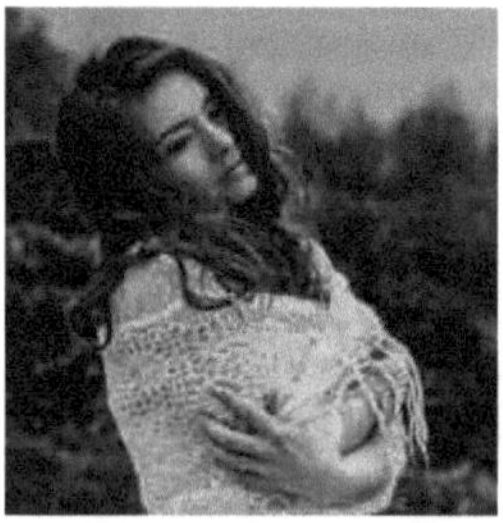

Und schenke dir diese Zufriedenheits-Atmung immer wieder; du wirst sehen, sie wird dir mehr und mehr Zufriedenstellendes schenken, weil auch hier das Gesetz der Resonanz wirksam wird und dich magnetisch macht.

NOCH MEHR ATEM-WUNDER

Atme deinen inneren Schatz!

Du bist ein Geschenk für diese Welt – das ist meine feste Überzeugung – und es ist deine Aufgabe, dieses Geschenk zu erkennen, anzuerkennen, auszupacken und der Welt – und dir selbst – darzubringen.

Weißt du, welches Geschenk in dir schlummert?

Und darauf wartet, entdeckt zu werden, um es dann auszupacken und darzubringen?

Was ist dein innerer Schatz?

Um diesen Schatz zu entdecken, habe ich einige Fragen für dich zusammengestellt – die du wieder mit deiner Atmung kombinieren solltest.

Nimm dir wirklich Zeit dafür und atme jeweils die Frage tief in dein Herz ein, halte einige Augenblicke inne und dann lass die Antwort während der Ausatmung aus deinem Herzen aufsteigen:

Was kannst du besonders gut?

Was machst du besonders gern?

Welche Beschäftigungen liebt dein inneres Kind?

Wobei fließt deine Energie?

Wobei bist du „im Flow“?

Wobei lacht dein Herz?

Bei welcher Tätigkeit fühlst du dich daheim?

Was nimmst du dir „für deine Pension“ vor – dann, „wenn du viiiiiel Zeit hast“?

Wofür magst du Bestätigung, ohne sie jedoch zu brauchen?

Findest du diese Frage merkwürdig?

Diese Erfahrung mache ich immer wieder, wenn ich diese Frage in meinen Seminaren stelle.

Aber ich denke, sie ist wichtig und wertvoll, weil sie uns hilft, Prioritäten zu erkennen.

Wir alle mögen Bestätigung, Anerkennung und Lob – aber meiner Erfahrung nach ist dies gar nicht so wichtig in Bezug auf das, was ich als inneren Schatz oder auch Perle bezeichne.

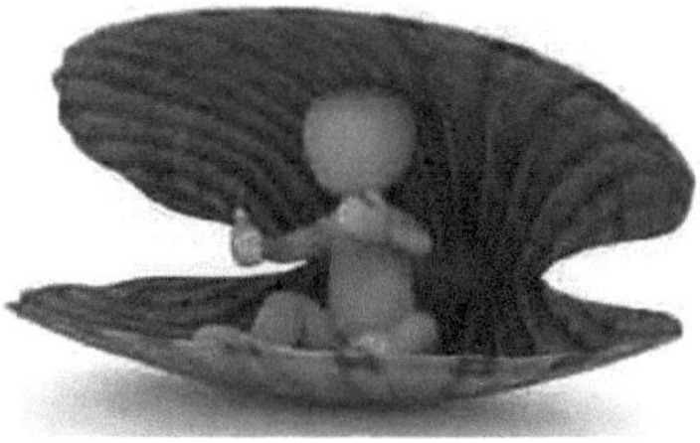

Der wahre Künstler erschafft seine Werke, weil er einem inneren Drang folgt; und nicht weil er irgendwelche Erwartungen erfüllen und Anerkennung erfahren möchte.

Dasselbe gilt für den Vollblut-Wissenschaftler; er forscht, weil etwas in ihm das Gefühl hat, er muss es tun.

Nimm dir wirklich Zeit für diese Fragen, atme sie in dein Herz und lass dich davon zu deinem inneren Schatz – zu deinen inneren Schätzen – leiten!

Und dann gönne dir auch tatsächlich mehr davon – denn bloß deinen inneren Schatz entdeckt zu haben, reicht nicht aus; erst in der Entfaltung erfüllst du deine Lebensaufgabe.

Atme deine Einzigartigkeit!

Du bist nicht nur ein Geschenk für die Welt, sondern du bist ein einzigartiges Geschenk.

Ja, du bist in vielem einzigartig, denn niemand ist genau wie du – und genau davon möchte ich dich hier überzeugen; und dir eine Einzigartigkeits-Atmung ans Herz legen.

Was ich dir hier empfehle, kannst du im Prinzip bei jeder meiner Empfehlungen machen, aber bei diesem speziellen Tipp magst du den Effekt besonders spüren.

Stell dir vor, du hättest eine Befindlichkeits-Skala; und dann frage dich, wie du dich gerade fühlst und wie es dir gerade geht. Und trage den entsprechenden Wert auf deiner Skala ein.

Und nachdem du deine Einzigartigkeit ein- und ausgeatmet hast, überprüfe diesen Wert nochmal – und wundere dich, wenn er sich innerhalb kurzer Zeit signifikant erhöht hat!

Um dir deiner Einzigartigkeit klar zu werden, bräuchtest du im Grunde nur zurück zu blicken.

Weißt du, wie dein Leben begonnen hat?

Eine von unzähligen Samenzellen deines Vaters hat gegen unzählige gewonnen und als einzige die Eizelle deiner Mutter befruchtet.

Abgesehen davon bist du einzigartig in deinem genetischen Material, in deinen Fingerabdrücken, in deiner Ausstrahlung, in der Zusammensetzung deiner Charaktereigenschaften...

Was fällt dir alles ein, worin du einzigartig bist?

Dazu kannst du auch deine linke Hand fragen, denn sie wird dir andere Antworten geben als deine rechte Hand – besonders wenn du rechtshändig bist.

Aber du kannst auch andere fragen, worin du einzigartig bist.

Worin liegt deine Einzigartigkeit?

Was macht dich einzigartig?

Und wenn du ein Gefühl für deine Einzigartigkeit entwickelt hast, dann atme sie ein und aus!

Du nimmst damit niemandem etwas weg; aber es wird sich für dich gut anfühlen – wenn du es dir erlaubst. Und wenn es dir gut geht, wird es auch deinen Lieben gut gehen; weil sie sich mit dir mitfreuen.

Wenn du möchtest, kannst du ein Symbol für deine Einzigartigkeit finden; aber vor allem stimme dich in das entsprechende Gefühl ein – und kombiniere dieses mit deiner Herz-Atmung:

Beginne damit, eine Weile durch dein Herz zu atmen, und dann vergegenwärtige dir das Gefühl deiner Einzigartigkeit – vielleicht auch gemeinsam mit deinem Symbol – und atme dieses tief in dein Herz ein und aus deinem Herzen auch wieder aus.

Lass bei jedem Einatmen dieses Gefühl mehr und mehr dein ganzes Herz erfüllen; und lass es während der Ausatmung ganz weit nach allen Seiten hin ausstrahlen...

Vielleicht möchtest du dazu ein Bild visualisieren: etwa einen einzigartigen Edelstein, der in seiner Einzigartigkeit weithin sichtbar strahlt – und den Planeten etwas heller macht.

Und dann überprüfe noch einmal den Wert auf deiner Befindlichkeits-Skala.

Hat er sich erhöht?

Atme dich erfolgreich!

Erfolge laden deine Batterien auf.

Aber es braucht oft die bewusste Hinwendung mit der entsprechenden selektiven Wahrnehmung, weil wir in unserem Kulturkreis so darauf konditioniert sind, vor allem unsere Fehler zu beachten.

Immerhin heißt es ja: „Eigenlob stinkt" – und es ist salonfähig, unser Licht unter den Scheffel zu stellen.

Aber du nimmst niemandem etwas weg, wenn du dir deine Erfolge vergegenwärtigst, im Gegenteil. Wenn es dir besser geht, hast du eine angenehmere Ausstrahlung; und damit geht es auch anderen in deinem Umfeld besser.

Haben auch deine Eltern immer wieder die Zentimeterangabe deiner Größe am Türstock notiert, um deine Wachstumsfortschritte zu dokumentieren?

Ähnliches machen erfolgreiche Menschen, indem sie all das, wovon sie mehr haben wollen, notieren: ihre aufregenden Fortschritte, ihre positiven Verhaltensänderungen, ihre finanziellen Erfolge, die Bestätigung, die sie bekommen haben, das Lob und die Anerkennung, das ihnen entgegen gebracht wurde...

Wie wäre es, wenn auch du das machen würdest?

Und eine Liste deiner bisherigen Erfolge erstellen würdest – und zwar möglichst mit beiden Händen. Denn deine linke Hand wird dir erfahrungsgemäß andere Erfolge verraten als deine rechte.

Aber natürlich kannst du auch andere nach deinen Erfolgen fragen – und ihnen im Gegenzug auch ihre Erfolge in Erinnerung rufen; und ihnen vor allem dann etwas Gutes tun, wenn sie sich bei der Anerkennung ihrer Erfolge schwertun. Ich mag Win-Win-Situationen – du auch?

Liste also all die Erfolge auf, die dir im Augenblick einfallen – glaube mir, es gibt weit mehr davon!

Und dann atme auch deine Erfolge ein und aus.

Dazu wäre es wieder gut, mit einigen Augenblicken deiner Herz-Atmung zu beginnen...

Dann vergegenwärtige dir einen Erfolg,

- **der dich besonders aufrichtet;**
- **der deine Atmung vertieft**
- **und dich lächeln lässt;**
- **der dein Herz erwärmt,**
- **dein inneres Kind beglückt**
- **und dich zum Strahlen bringt...**

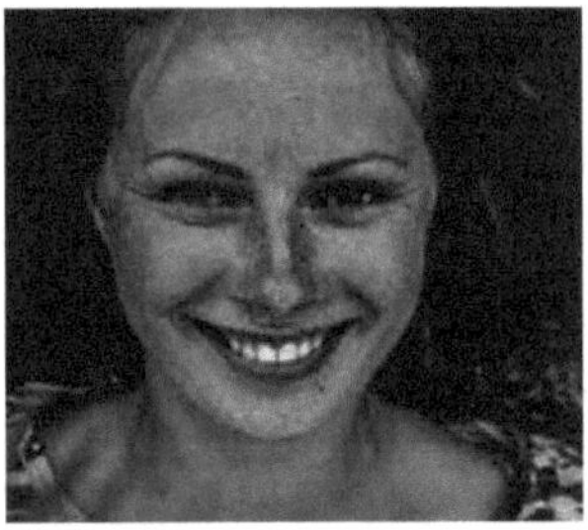

Und atme dieses Erfolgs-Gefühl tief in dein Herz ein; und lass es während der Ausatmung wieder weit über dein Herz und deine körperlichen Grenzen hin ausstrahlen.

Nimm dabei wahr, wie du wieder ein Stück weiter in dich hinein wächst und mehr von deiner wahren Größe einnimmst!

Loslass-Atmung

Um Raum zu schaffen für das Neue, Erwünschte, Beglückende und Zufriedenstellende, gilt es erst, dich von all dem lösen, was du nicht mehr brauchst und oft nur mehr aus Gewohnheit festhältst.

All das Alte, längst Abgestorbene raubt dir wertvolle Energie und blockiert dein Potential zur Entfaltung und Verwirklichung deiner Anlagen.

Um mit leichterem Gepäck zu reisen, gilt es, manch Schweres und Beschwerendes loslassen; um zu wachsen, gilt es zuweilen, mit Verlusten fertigwerden.

Voraussetzung dafür ist allerdings, dass du dich als dessen wert erachtest, denn du wirst nur dann zu einem glücklichen, zufriedenen und erfüllten Leben gelangen, wenn nicht maßgebliche Persönlichkeitsanteile in dir dies unmöglich machen, weil sie der Ansicht sind, du hättest dies nicht verdient.

Im nächsten Schritt ist es wichtig, dir all dessen gewahr zu werden, was du nicht mehr brauchst und wovon dich zu lösen, was loszulassen und zu verabschieden wesentlich ist.

Dann kannst du mithilfe verschiedener Strategien und Techniken diesen Loslass-Prozess in Gang setzen – einmal in Gang gekommen ist er ein lebenslanger.

Und deine Atmung wird dir auch dabei wertvolle Dienste erweisen.

Du kannst Loszulassendes auf einen Zettel schreiben und in die Flammen werfen; dem Wind oder einem Gewässer übergeben; oder du schreibst es auf Esspapier und übergibst es deinem Verdauungsapparat, damit dieser es ausscheidet...

Du kannst dir auch Inspiration aus der Natur holen:

Welche Loslass-Prozesse fallen dir ein, die nötig sind, damit Leben möglich ist?

- Herbstblätter,
- alte, abgestorbene Schlangenhaut,
- Knospenblätter,
- die Schmetterlingspuppe,
- jede Geburt und Abnabelung ist ein Loslassen,
- ebenso das Eier-Legen,
- die Sonne lässt ihre Strahlen los,
- Duftstoffe werden losgelassen,
- wir lassen Stoffwechselendprodukte los,
- aber auch verbrauchte Atemluft
- und Hautschuppen…

Was fällt dir noch dazu ein?

Wovon hast du dich schon aller befreit?

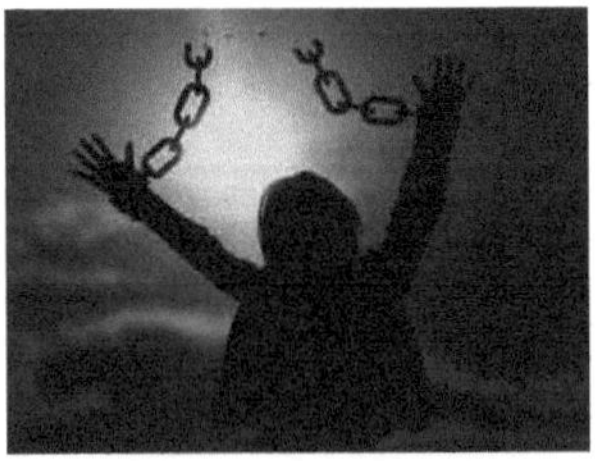

Affen fängt man mit einem Gefäß, dessen Hals so eng ist, dass sie die um die Beute geschlossene Faust nicht mehr herausziehen können – und anstatt loszulassen, lassen sie sich fangen.

Hilfreich beim Loslassen ist es, dich zu fragen, was du schon alles losgelassen hast – ob du es musstest oder bereit warst dazu.

Wie ging es dir währenddessen?

Und wie danach?

Dann vergegenwärtige dir etwas, was du in deinem Leben nicht mehr brauchst, was überholt und abgestorben ist, was dich wie ein Klotz am Bein am Weitergehen hindert und dir jene Energie raubt, die du für Wesentliches in deinem Leben einsetzen könntest und wirst.

In deinen Beziehungen, deiner Arbeit und deinem Wohnbereich; in deinem Körper und deinen Emotionen; in deinen Gewohnheiten, Glaubenssätzen und Verhaltensmustern; in deinen Verpflichtungen und Verantwortungen...

Stell dir vor, du hättest eine Bergtour vor dir (dein Leben) und dein Rucksack wäre gepackt – viel zu schwer, weil du vieles eingepackt hast, was du gar nicht brauchen wirst. Und es wird dir klar, dass du diese Bergtour (dein Leben) viel leichter bewältigen wirst, wenn du nichts Unnötiges mithast.

So packst du deinen Rucksack noch einmal aus und fragst dich:

Ist mein Gepäck wirklich noch für meine Lebensreise geeignet?

Oder möchte ich mich noch von dem einen oder anderen befreien?

Die Lösung für dieses Problem besteht in zwei Teilen: erstens musst du entscheiden, wieviel du wirklich tragen möchtest; und zweitens, was gehen muss und was bleiben soll.

Letztendlich wird es zu einer Reihe von Tauschgeschäften kommen:

Was bin ich bereit, in einem meiner Lebensbereiche aufzugeben, um das, was ich in einem anderen will, zu bekommen?

Tauschst du Freiheit gegen Sicherheit?

Oder Sicherheit gegen Freiheit?

Höheres Gehalt gegen weniger Verantwortung?

Oder umgekehrt?

Dinge gegen Zeit?

Komfort gegen Wachstum?

Selbstachtung gegen gesellschaftliche Anerkennung?

Umpacken bedeutet dann, die richtige Balance zwischen den wichtigen Prioritäten in deinem Leben zu finden.

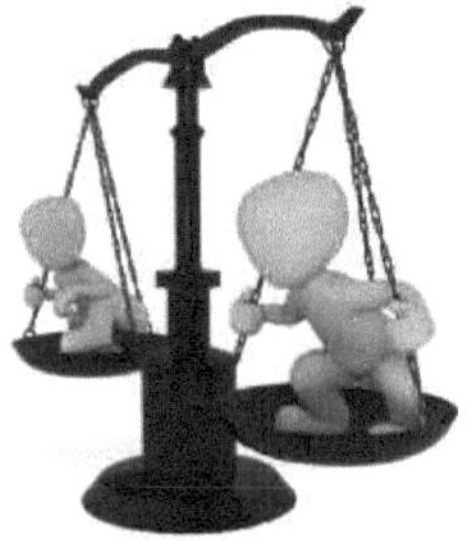

Nun stell dir vor, wie sich all das, wovon du dich lösen möchtest, wie eine Haut um dich herum kristallisiert – so wie die abgestorbene Haut einer Schlange.

Sieh das vor deinem geistigen Auge und spür, wie es sich anfühlt, wenn sich diese Haut mehr und mehr von dir löst...

Zuerst nur an einigen Stellen, dann mehr und mehr an deinem ganzen Körper...

Und dann schlüpfe einfach heraus und streife diese alte Haut von dir ab!

Oder visualisiere dich als Schmetterling, der den zu eng gewordenen Kokon aufbricht und verlässt und dann selig befreit abhebt.

Oder visualisiere und fühle dich an einer sehr wind-exponierten Stelle auf der Spitze eines Berges stehen und erlaube dem Wind, alte Schlacken aus dir heraus-zulösen.

Oder stell dich unter einen imaginären Wasserfall und erlaube den herabstürzenden Wassermassen, dich von all jenem, was loszulassen du nun bereit bist, zu befreien und es aus dir herauszuwaschen.

Oder finde dein eigenes, sehr persönliches Symbol für diesen Loslass-Prozess.

Bei all dem nimm deine Atmung zu Hilfe und lass mit der Einatmung die Spannung immer weiter steigen…

Sodass sich das Loslassen dann ganz von selbst ergibt – und dir während der Ausatmung ganz leicht fällt.

Und fühle und genieße die wohltuende Erleichterung in vollen Zügen!

Atme dich in den Urlaub!

Wann immer du das Gefühl hast, urlaubsreif zu sein – diesem Bedürfnis aber nicht so rasch nachkommen kannst, wie du es gern hättest – atme dich in dein Urlaubs-Gefühl!

Stell dir vor, du wärst gerade dabei, in die lang ersehnten Ferien zu fahren:

- Deine Stimmung ist erwartungsvoll und offen,
- du bist neugierig wie ein Kind,
- tolerant und bereit für Neues, Fremdes, Anderes,
- den positiven Dingen zugewandt,
- angenehm entspannt,
- zugleich freudig angeregt,
- bereit, alles zu genießen, was sich zum Genuss bietet,
- und dankbar für alle und alles,
- fröhlich und heiter,
- erfüllt von einem ehrlichen Ja,
- bereit, dein Lachen freizulassen
- und auch ohne äußeren Grund zu lächeln.

Wie fühlt sich das an?

Wäre das eine Gestimmtheit, die du gern öfter erleben würdest?

Auch mal mitten im stressigen Alltagsgrau?

Wenn du dich ausgelaugt und überfordert fühlst?

Wenn du das Gefühl hast, du stehst mit dem Rücken zur Wand?

Wenn du dich aus deiner Mitte katapultiert fühlst?

Und den Eindruck hast, du wärst gar nicht mehr du selbst?

Dann halte kurz inne und versetze dich möglichst intensiv und unter Miteinbeziehung aller Sinne in dein Urlaubs-Gefühl hinein…

Wie genau fühlt sich dieses an?

Wo vor allem kannst du es wahrnehmen?

Welche Temperatur hat es?

Welches Tastgefühl vermittelt es dir?

Wenn du es dir bildlich vorstellst, wie sieht dein Urlaubs-Symbol aus?

Und wie hört es sich an?

Gibt es eine Musik, die du damit assoziieren kannst, einen Klang oder eine Melodie?

Was sagst du dir, wenn du erfüllt bist von deinem idealen Urlaubs-Gefühl?

Welche Körperhaltung nimmst du ein?

Gibt es einen Geschmack und einen Geruch, die du damit verbinden kannst?

Und kennst du einen Menschen, der dieses Gefühl besonders deutlich und glaubhaft an den Tag legt?

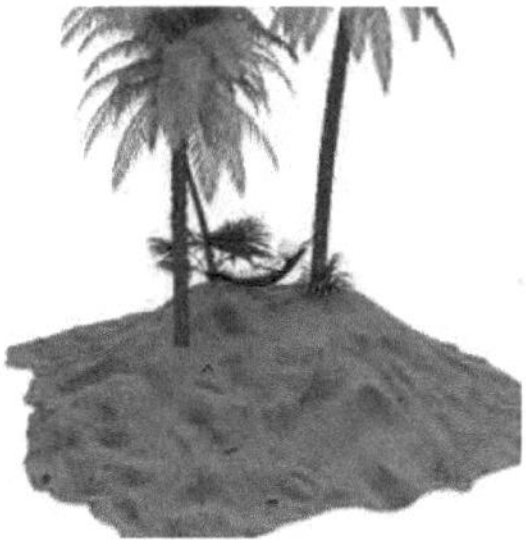

Hab dieses Gefühl in deinem Repertoire…

… und wann immer du das Gefühl hast, du bräuchtest etwas Abstand und Erholung, versetze dich mit deiner Einatmung ganz tief in dein Urlaubsgefühl hinein…

Lass dich von all den Wahrnehmungen, die damit verbunden sind, erfüllen…

Und während der Ausatmung breite diese Gestimmtheit nicht nur in deinem ganzen System – in Körper, Geist und Seele – aus…

Sondern lass sie auch über deine körperlichen Grenzen hinaus nach allen Richtungen hin weit ausstrahlen – sodass auch der Raum, in dem du dich aufhältst, von diesem Urlaubs-Feeling erfüllt und gefärbt ist!

Und versprich deinem inneren Kind, dir dieses Urlaubsgefühl immer wieder zu schenken, wenn du untertags merkst, dass dich der Alltagsk(r)ampf wieder einzuholen droht – oder längst wieder eingeholt hat!

Dann geh einfach wieder „auf Urlaub"!

Atme Nachsicht

Mir persönlich liegt das Konzept der Versöhnung näher als das der Vergebung. Denn Vergebung beinhaltet stets ein Von-oben-herab-Gefälle und verurteilende Wertung.

Und da ich davon ausgehe, dass wir (du, wenn du dieses Buch liest; und ich, die ich dieses Buch schreibe) niemals bewusst etwas falsch machen, braucht es auch keine Vergebung.

Aber Versöhnung kann oft sehr heilsam sein – auch und gerade mit uns selbst.

Und Versöhnung braucht Nachsicht.

Überlege daher – vielleicht anlässlich einer kleinen Lebensrückschau –, was du dir selbst alles nachsehen solltest.

Und dann versichere dir dies – möglichst vor einem Spiegel – beim Ausatmen, während du mit der Einatmung deine Nachsicht annimmst.

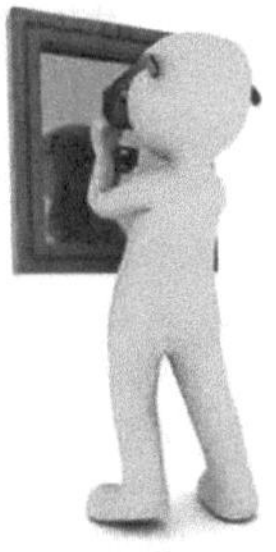

Hier sind einige Beispiele zur Inspiration:

Nachsicht mit mir selbst

Ich sehe es mir nach, wenn ich immer mehr gegeben als genommen habe!

Ich sehe es mir nach, wenn ich mich immer wieder zugunsten anderer zurückgenommen habe!

Ich sehe es mir nach, wenn ich mich immer wieder verleugnet habe, um andere vorzulassen!

Ich sehe es mir nach, wenn ich mein wahres Wesen immer wieder versteckt und mich verstellt habe, um die Erwartungen anderer zu erfüllen!

Ich sehe es mir nach, wenn ich meine eigenen Ansprüche viel zu oft zurückgestellt und mich zu wenig um mich selbst gekümmert habe!

Ich sehe es mir nach, wenn ich oft achtlos mit mir umgegangen bin und mir die Fürsorge, die ich anderen selbstverständlich zukommen ließ, selbst versagt habe!

Ich sehe es mir nach, wenn ich mein inneres Kind vernachlässigt habe!

Ich sehe es mir nach, wenn ich mich vor meinem Du immer wieder klein gemacht habe – und ihm erlaubt habe, mich klein zu machen!

Ich sehe es mir nach, wenn ich mich selbst wenig oder gar nicht geliebt, angenommen und wertgeschätzt habe!

Ich sehe es mir nach, wenn ich allzu oft nicht auf meine innere Stimme gehört habe!

Was fällt dir noch alles dazu ein?

Und fühlst du den tiefen Frieden in deinem Inneren, wenn du dir all das nachsiehst, was du damals gar nicht anders machen konntest?

Natürlich spricht nichts dagegen, auch anderen deine Nachsicht zu schenken und dich mit ihnen zu versöhnen.

Wie du das mit deiner Atmung kombinierst, überlasse ich deiner Phantasie.

Eratme dir eine neue Einstellung!

„Wir sehen die Welt nicht, wie sie ist; sondern wir sehen sie, wie wir sind.“

So heißt es, und tatsächlich hängt unser Wohlbefinden weniger von dem ab, was wir gerade erleben, sondern wie wir es erleben.

Ist dir das schon einmal aufgefallen?

Wenn du frisch verliebt bist, siehst du die Dinge anders, als wenn du gerade massiv unter Stress stehst und in allerlei negativen Emotionen schwingst.

Und das ist leicht mit deiner Körper-Chemie zu erklären.

Denn wenn du glücklich bist und unter der Kontrolle deiner Glückshormone stehst, dann siehst du die Dinge durch die rosarote Brille.

Und dann hast du die Wahl – und kannst gegebenenfalls auch deine Einstellung ändern, weil du deine höheren mentalen Zentren zugänglich hast.

Wenn du hingegen ärgerlich, traurig, wütend, ängstlich oder anders unglücklich bist, dann siehst du alles in Dunkelgrau, weil du unter der Kontrolle deiner Stresshormone stehst und dich demzufolge im Höhlenmenschenmodus befindest.

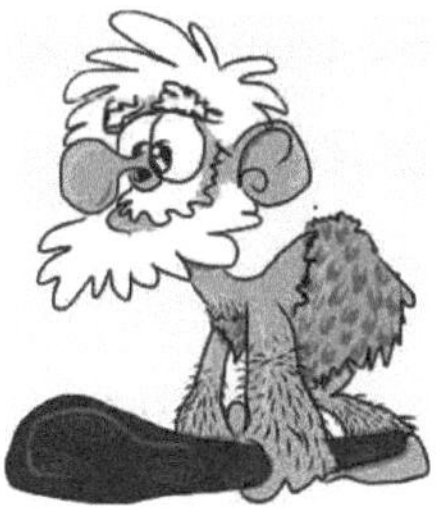

Und in diesem kannst du zwar gut kämpfen oder flüchten; hast aber nicht die Wahl, weil deine höheren mentalen Zentren ausgeschaltet sind.

Also kannst du deine Einstellung gar nicht verändern und bleibst im Dunkelgrau gefangen.

Ideal wäre, wenn du ständig in einem Zustand der Verliebtheit oder des Erfolges oder der Dankbarkeit oder in anderen positiven Emotionen schwingen würdest, denn dann könntest du immer deine Einstellung wählen – und gegebenenfalls umwandeln, wenn sie sich als destruktiv herausstellt.

Aber so läuft das Leben nicht ab, daher sollten wir auch für Zeiten, in denen uns diese positiven Gefühle nicht automatisch "gereicht“ werden, die Möglichkeit haben, Einfluss auf unsere Einstellung zu nehmen.

Und auch dabei kann dir deine Atmung helfen.

Wenn du gerade etwas Belastendes, Schmerzhaftes, Quälendes, Niederdrückendes erlebst, beginne damit, eine Weile in dein Herz zu atmen – die Herz-Atmung habe ich dir bereits vorgestellt.

Dann erkenne, dass du das, was gerade geschieht, interpretierst – und dann stell deine Interpretation in Frage:

Wie könnte ich diese Situation anders sehen?

Wie könnte ich diese Reaktion einer anderen Person anders deuten?

Wie könnte sie das, was mich verletzt oder mit Unrecht tut, anders gemeint haben?

Atme tief ein, während du dir diese Fragen stellst, halte wieder einige Augenblicke inne und lass dann

die Antwort aus der Tiefe deines Herzens hochsteigen, während du langsam ausatmest.

Im nächsten Schritt kannst du dich fragen – und die Frage wieder mit deiner Einatmung tief in dein Herz tauchen lassen:

Wie würde diese Sache aussehen, wenn ich sie mir aus einer weiteren Perspektive ansähe?

Wie wird sie in einem Jahr aussehen?

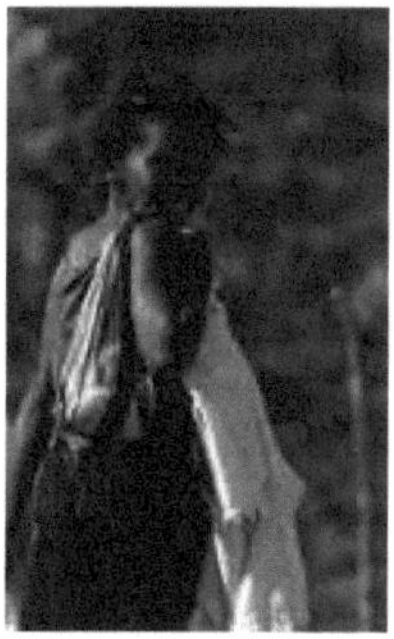

Und lass nach einigen Augenblicken des Innehaltens wieder die Antwort aus deinem Herzen aufsteigen.

Dann biete deinem Herzen auch die nächste Frage und erlaube dir ein Schmunzeln:

Wie würde ein „Wesen von einem anderen Stern" diese Situation deuten und beschreiben?

Und lass der Antwort wieder Zeit, aus deinem Herzen aufzusteigen.

Im nächsten Schritt kannst du deinem Herzen auch diese Frage stellen:

Kann ich dem, was mir weh tut, mich belastet, mir unangenehm ist, nicht auch eine positive Seite abgewinnen – gibt es einen Gewinn aus dieser Situation?

Und erlaube deinem Herzen wieder, dir mit der Ausatmung die Antwort zu geben.

Ehe du es weiter fragst:

Welche Stärken und Fähigkeiten zu entwickeln oder einzusetzen verlangt diese Situation von mir?

Und lass deinem Herzen wieder Zeit, dir während der Ausatmung wieder eine konstruktive Antwort zu geben.

Aber frage dein Herz auch:

Welche meiner Schwächen zeigt sie mir deutlich und gibt mir so einen Anstoß, daran zu arbeiten?

Und zuletzt frag dein Herz während des Einatmens:

Was könnte ich aus all dem lernen?

Und sei gespannt, welche Antwort dir über deine Ausatmung geboten wird.

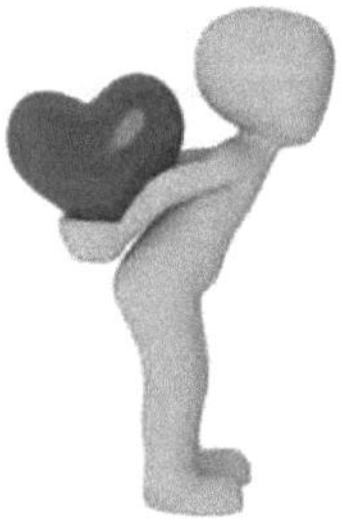

Hab viel Erfolg bei dieser speziellen Atmung!

Atme dich traumbereit!

Träume sind wie Briefe, die wir jede Nacht selbst schreiben; und ich finde es schade, solche sehr persönlichen Botschaften ungelesen zu lassen. Daher achte ich sehr auf meine Träume und empfehle dies auch dir.

Und auch dabei kann dir deine Atmung behilflich sein, wenn du sie dementsprechend einsetzt.

Um die Botschaften deiner Träume zu empfangen, ist es natürlich Voraussetzung, dass du dich morgens daran erinnerst.

Denn tatsächlich träumst du jede Nacht drei bis fünf Mal, es sei denn, du nimmst Schlafmittel, die dir die Träume rauben. Aber es gilt, sie im Gedächtnis zu behalten, um mit ihren Botschaften zu spielen.

Und darauf kannst du dich abends vor dem Einschlafen unter Miteinbeziehung deiner Atmung einstimmen.

Sobald du dich niedergelegt hast, zelebriere eine Weile die Bauch-Atmung (die ich dir auch schon vorgestellt habe), um möglichst tief zu entspannen; und dann finde ein Symbol für deine Empfänglichkeit.

Das kann eine weit geöffnete Schale sein oder eine Satellitenschüssel, es können geöffnete Hände sein oder auch eine weit geöffnete Blüte...

Finde dein persönliches Symbol, das sich für dich am stimmigsten anfühlt; und dann visualisiere dieses Bild – oder dich in diesem Bild – und versetze dich möglichst intensiv und unter Miteinbeziehung aller Sinne in dieses Empfänglichkeits-Bild hinein.

Dann sende mit deiner Ausatmung die Bitte an deine Traumkraft oder deine rechte Gehirnhälfte (aus der

deine Träume ja kommen) sie möge dir helfen, die Träume dieser Nacht möglichst klar zu erinnern.

Und während der Einatmung fühle diese Empfänglichkeit, indem du ganz und gar zu deinem Symbol wirst – sei es die Blume, die Satellitenschüssel oder die Schale, seien es auch die geöffneten Hände.

Gut wäre es auch, deiner Traumkraft zu zeigen, dass du es ernst meinst; dazu lege Papier und Schreibzeug bereit, damit du deinen Traum möglichst rasch notieren kannst – noch ehe dein Alltag ihn mit all seinem Gedankengewitter verscheucht.

Und morgens solltest du, möglichst ohne dich viel zu bewegen, auf deine Erinnerungen an den letzten Traum achten. Oft reicht es schon, ein Detail zu erinnern, um nach und nach den ganzen Traum aus der Vergessenheit zu fischen.

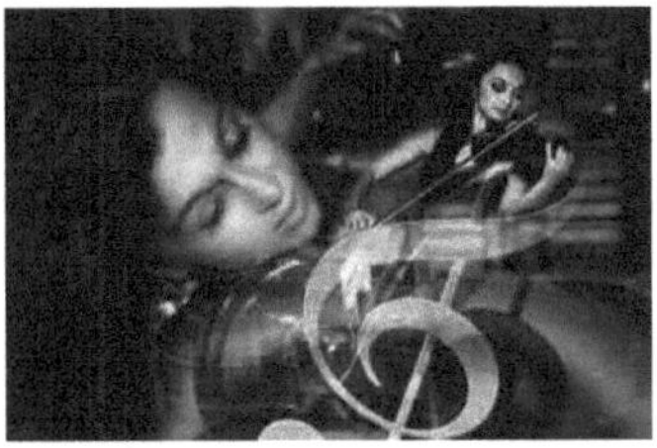

Auch da kann dir deine Atmung hilfreich sein, indem du wieder mit der Ausatmung die Bitte um Erinnerung aussendest und dich während der Einatmung in dein Empfänglichkeits-Symbol hinein zu versetzen.

Und wenn du deinen Traum rekonstruiert hast, schreibe ihn möglichst unmittelbar auf!

Ich wünsche dir jedenfalls reiche Traum-Ernte und viel Freude mit den wertvollen Botschaften deiner Seele – denn genau das sind deine Träume meiner Ansicht nach.

Atme Vertrauen!

Um das in dir angelegte Potential möglichst weitestgehend auszuschöpfen, brauchst du Vertrauen.

Aber was ist eigentlich Vertrauen?

Vertrauen ist eine Frage der Verbindung zu deiner eigenen Intuition, zu deinem Gefühl, zu deinen Wünschen...

Und du lernst Vertrauen, indem du vertraust.

Dem Vertrauen in dir selbst zu trauen ist ein Vorgang ständiger Entdeckungen – und braucht einen guten Kontakt zu deinem inneren Kind. Denn über das Kind in dir findest du – sobald es geheilt ist – Zugang zu deinem Urvertrauen.

Nimm dir eine Weile Zeit für folgende Fragen und atme sie tief ein... um nach einigen Augenblicke des Innehaltens die Antwort aus deiner Tiefe aufsteigen zu lassen – gemeinsam mit deiner Ausatmung:

Kann ich mir selbst vertrauen?

In welchen Belangen/Situationen kann ich mir trauen?

In welchen kann ich es nicht?

Warum bin ich in diesem oder jenem Zusammenhang nicht oder zu wenig vertrauenswürdig?

Konnte ich mir früher mehr oder weniger vertrauen?

Was müsste anders sein, damit ich mir wieder voll vertrauen könnte?

Kann ich meinem inneren Kind vertrauen?

Und vertraut mein inneres Kind mir?

Fällt es mir leicht oder schwer, anderen zu vertrauen?

Woran mag das liegen?

Atme Schönheit!

Schönheit ist nicht nur ein ästhetisches Phänomen, sondern sie mobilisiert auch deine Glückshormone.

Und wenngleich das Schönheits-Empfinden durchaus individuell sein kann, gibt es doch archetypische Erfahrungen, die wir alle als schön und erhebend und beglückend und heilsam empfinden.

Denke etwa an einen besonders leuchtenden Regenbogen, an einen in allen Farben spielenden Sonnenuntergang, an ein schönes Gesicht oder ein betörendes Kunstwerk...

Was betrachtest du gern?

Woran erfreut sich dein Auge?

Aber Schönheit kann sich auch musikalisch ausdrücken.

Welche Musik findest du schön?

Welche Klänge erwärmen dein Herz?

Und für mich kann sich auch ein Geschmack oder ein Geruch schön anfühlen...

Teilst du diese Erfahrung mit mir?

Und natürlich gibt es auch ein Gefühl von Schönheit.

Was fühlt sich für dich schön an?

Erlebe das, was du als schön wahrnimmst – sei es real oder auch in deiner Vorstellung – und atme diese Schönheit ein!

Stell dir vor, wie du dieses Gefühl von Schönheit während deiner Einatmung in dich aufnimmst und dich ganz und gar damit erfüllst – sodass jede einzelne deiner Trilliarden Zellen in dieser Schönheit schwelgt!

Und nimm wahr, wie dich diese Schönheits-Atmung nicht nur erfreut, sondern auch deine eigene Schönheit erblühen lässt – sowohl deine innere als auch deine äußere Schönheit!

Aber nimm auch wahr, wie deine Schönheit während deiner Ausatmung weit über deine körperlichen Grenzen nach allen Richtungen hin ausstrahlt – füüüühle dich schön und lass auch andere an deiner Schönheit teilhaben!

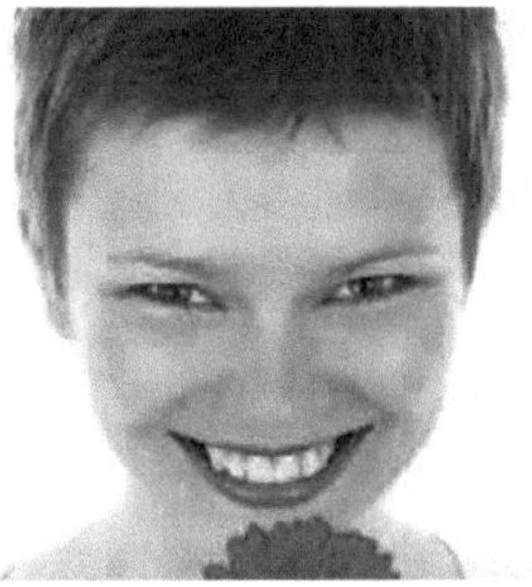

Nein, das macht dich nicht narzisstisch!

Und es wird tatsächlich auch für andere wahrnehmbar sein, wenn sie feinsinnig genug sind, um offen zu sein für eine so subtile Wahrnehmung.

Lichtkokon-Atmung

Das folgende Spiel scheint mir generell wertvoll zu sein, aber besonders wenn du hochsensibel und hochsensitiv bist – und oft belastenden Energien ausgesetzt bist –, lege ich es dir ans Herz.

Es gibt allerlei verschiedene Bilder, mit denen du in deiner Vorstellung spielen kannst:

- Du kannst eine Lichtsäule um dich herum visualisieren, ähnlich wie beim „Beamen" im „Raumschiff Enterprise";
- oder du hüllst dich gedanklich in eine große Seifenblase ein;
- du kannst dich mit einer Tarnkappe unsichtbar und damit unangreifbar machen;
- vielleicht möchtest du eine gläserne Wand zwischen dir und den anderen visualisieren;
- oder erfinde deine eigene Version eines energetischen Schutzes!

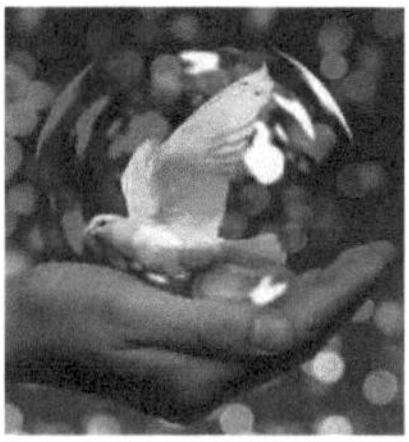

Vielleicht gefällt dir aber auch meine Empfehlung:

Lichtkokon

Stell dir vor, dass während der Einatmung Licht in deiner Wunschfarbe durch dein Sonnengeflecht (in der Magengrube) in dich herein und dann entlang deiner Wirbelsäule hoch fließt...

Und dann bei jedem Ausatmen wie ein Springbrunnen aus deinem Scheitel hoch schießt und sich über deinen ganzen Körper ergießt und dich nach und nach einhüllt.

Dabei gilt es, so wie bei einer mit Glasur zu überziehenden Torte, darauf zu achten, dass du wirklich ganz und gar eingehüllt bist; sodass du nicht (wie einst Achilles an seiner Ferse) an einer Stelle deines Körpers schutzlos bleibst.

Manche meinen, man sollte sich nicht schützen, weil man sonst genau das anzieht, wovor man sich schützen möchte. Dieses Argument mag durchaus eine gewisse Berechtigung haben.

Und dennoch ziehe ich mich warm an, wenn ich in die Kälte hinausgehe. Obwohl ich Menschen kenne, die auch im Winter bei Eis und Schnee mit kurzen Ärmeln unterwegs sind...

Dennoch gebe ich der Tendenz nach, mir die Ohren zuzuhalten, wenn es irgendwo zu laut ist. Obwohl ich Menschen kenne, die sich in der Disco wohl fühlen. Und dennoch halte ich mir die Nase zu, wenn es für meine Nase übel riecht. Obwohl es Menschen gibt, die kein Problem mit Gestank haben...

Und leider ist es eine Tatsache, dass es Energien gibt, die uns hochsensiblen und hochsensitiven Menschen nicht wohl tun, wenn wir uns ihnen unmittelbar aussetzen – obwohl es Menschen gibt, denen diese Energien scheinbar nichts anhaben können.

Wenn du das also Bedürfnis hast, dich energetisch zu schützen, dann hast du hier ein Spiel gefunden, das schon vielen Menschen gut getan hat. Oder das dich zu deiner eigenen Version inspirieren mag.

Chakren-Liebes-Atmung

In Bezug auf körperlich wohltuende Atem-Spiele habe ich dir bereits ein Beispiel für die Miteinbeziehung deiner Chakren ans Herz gelegt.

Hier zeige ich dir eine zweite Variante, bei der es darum geht, Liebe einzuatmen – und zwar durch deine sieben Haupt-Chakren.

Für mich hat Liebe zahllose Facetten; und ich denke, wir wollen möglichst viele davon in unserem Repertoire haben, weil unser Gehirn Abwechslung braucht.

Und ich glaube auch, dass das Universum reich an Liebe ist – Liebe die all die Liebenden ausgestrahlt haben; und die nach wie vor vorhanden ist, weil Energie niemals verloren geht.

Übrigens hast auch du vermutlich schon eine Menge Liebe ausgestrahlt, wenn du einer anderen Person – oder auch einem Tier – deine Liebe geschenkt hast.

Und all diese Liebe steht uns jederzeit zur Verfügung – ähnlich wie Radiosendungen, die ständig zugänglich sind, wenn unser Empfangsgerät eingeschaltet und auf die entsprechende Frequenz eingestimmt ist.

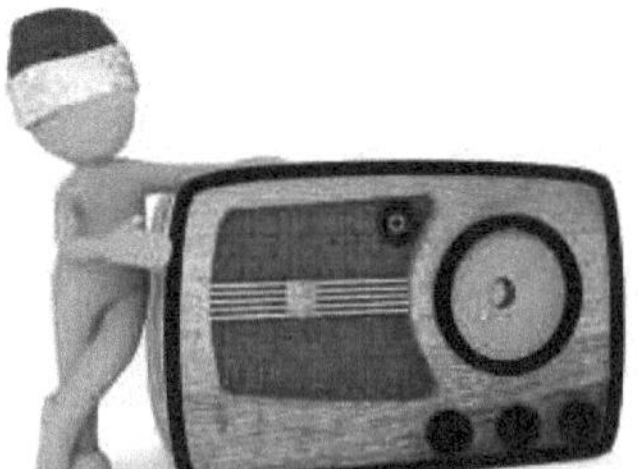

Wie wäre es also, wenn du dir vorstellen würdest, Liebe durch jedes deiner Chakren einzuatmen und jeweils in der entsprechenden Farbe zu tönen?

Spricht dich diese Variante an?

Dann beginne mit dem ersten – deinem Wurzel-Chakra – am unteren Ende deiner Wirbelsäule und stell dir vor, etwas von dieser universellen Liebe in einem roten Farbton tief in dich einzuatmen und dich ganz und gar damit zu erfüllen.

Und beim Ausatmen strahle sie nach allen Seiten hin aus und speise sie wieder in den unendlichen Liebespool ein.

Dann fahre mit dem zweiten – dem Sakral-Chakra – unterhalb des Nabels fort: atme durch dieses Liebe ein und lass sie davon in Orange färben und dich ganz und gar erfüllen.

Und atme sie wieder nach allen Seiten hin aus.

Als nächstes atme Liebe durch dein drittes – dein Solarplexus-Chakra – in der Magengrube ein und lass sie ein strahlendes Sonnengelb einnehmen und dich ganz und gar erfüllen.

Um sie dann auch wieder nach allen Seiten hin auszuatmen.

Dann atme smaragdgrüne Liebe (vielleicht mit Rosa durchsetzt) durch dein viertes – dein Herz-Chakra – in der Mitte der Brust ein und lass dich wieder ganz und gar damit erfüllen.

Ehe du auch diese mit deiner Ausatmung nach allen Seiten hin ausstrahlst.

Als nächstes atme hellblaue Liebe in dein fünftes – dein Hals-Chakra – ein und lass dich ganz und gar davon erfüllen.

Um sie dann während der Ausatmung auch wieder nach allen Seiten hin auszustrahlen.

Dann stell dir vor, wie durch dein sechstes – dein Stirn-Chakra oder drittes Auge – zwischen deinen Augenbrauen tief indigoblaue Liebe einatmest und dich ganz und gar davon erfüllen lässt.

Und atme auch diese wieder nach allen Seiten hin aus.

Um nun violette, strahlend weiße oder auch goldene Liebe durch dein siebentes – dein Scheitel-Chakra – einzuatmen und dich ganz und gar davon erfüllen zu lassen.

Und zuletzt auch diese mit deiner Ausatmung in alle Richtungen auszustrahlen…

Danach wäre gut, etwas zu ruhen und wahrzunehmen, was diese Meditation – denn eine solche ist es wohl – in dir bewirkt…

Und wie du dich danach fühlst…

Aber auch wie andere dir danach begegnen…

Abschieds-Atmung

Wenn du dich von jemandem verabschieden möchtest, es dir aber schwerfällt, diese Person loszulassen –, dann kann auch für diesen Lösungsprozess deine Atmung wertvoll sein; speziell die Ausatmungs-Phase.

Einerseits weil sie jenem Anteil deines vegetativen Nervensystems zugeordnet ist, der für Entspannung zuständig ist – deinem Parasympathikus. Andererseits weil du mit jedem Ausatmen loslässt – ob dir dies nun bewusst ist oder nicht. Also stimmt hier auch die Symbolik.

Den 5 zu 3 Rhythmus habe ich dir ja bereits erklärt. Und mit seiner verlängerten Ausatem-Phase (die du ohne weiteres auch noch weiter ausdehnen kannst) eignet er sich besonders, um alte Beziehungen abzuschließen und loszulassen.

In der Atmung ist dieses Loslassen selbstverständlich. Du hast schon dein ganzes Leben lang bei jedem Atemzug die mit Kohlendioxid gesättigte Luft losgelassen. Und es mag Dinge und Menschen geben, die loszulassen dir schwerfällt; aber dennoch kannst du auch das lernen – und deine Ausatmung kann dir dabei wertvolle Dienste erweisen.

Bei der Abschieds-Atmung visualisiere die loszulassende Person in einer Lichthülle (beispielsweise einer großen Seifenblase) und stell dir vor, wie du dieses Bild behutsam und liebevoll mit deiner Ausatmung davon bläst.

Wenn es dir schwerfällt, diesen Menschen mit Liebe loszulassen, mach es zumindest wertschätzend – das tut vor allem dir besser als irgendwelche negativen Emotionen.

Stell dir also vor, wie diese positive Emotion aus deinem Herzen fließt und sich deinen Ausatemzügen anschließt, sodass du diese loszulassende Person mit einem guten Gefühl verabschieden kannst!

Und während der Einatmung lass Frieden und Harmonie sich in dir ausbreiten!

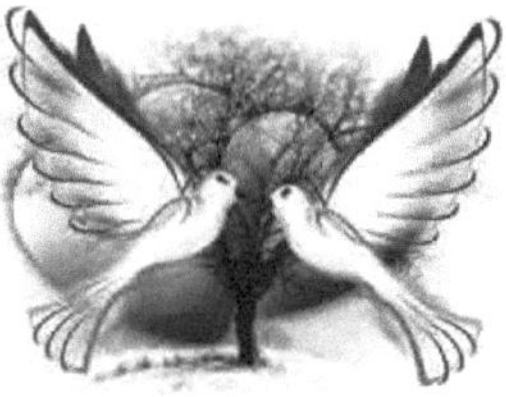

Wenn es in dieser Beziehung Nachsicht und Versöhnung braucht, dann bezieh auch diese spezielle Atmung (die ich dir bereits gezeigt habe) mit ein.

Beispielsweise kann es sein, dass du dich aus einer coabhängigen Beziehung lösen möchtest – dann gilt es, dir all das nachzusehen, was du dieser Person erlaubt hast, mit dir zu tun.

Dies mag zuweilen sinnvoll sein, noch vor der Abschieds-Atmung einzuschieben, damit diese auch tatsächlich funktioniert und nachhaltig wirkt – damit du auch wirklich frei bist von dieser Tendenz zur Co-Abhängigkeit.

Schließlich möchtest du ja nicht wieder in eine solche Beziehungen hineingeraten.

Geben-Nehmen-Atmung

Deine Atmung ist auch ein gutes Symbol für den – hoffentlich guten – Ausgleich zwischen dem Geben und dem Nehmen in deinem Leben.

Es klingt nach einem Allgemeinplatz, wird aber oft nicht bewusst wahrgenommen:

Du kannst erst dann ausatmen, wenn du davor eingeatmet und deine Lungen mit frischer Luft gefüllt hast.

Und du kannst nur einatmen, wenn du zuvor ausgeatmet und die verbrauchte Luft losgelassen hast.

Wie sieht dieses Gleichgewicht in deinem Leben aus?

Einerseits mit der Atmung?

Und andererseits generell bei Komplimenten, Geschenken, Fürsorge, Dankbarkeit oder Zeit, die man dir schenken – oder die man von dir bekommen möchte?

Kannst du all das freien Herzens annehmen?

Oder kannst du besser geben als nehmen?

Dann denke immer wieder an den Vergleich mit deiner Atmung und öffne dich auch für mehr Annehmen und Empfangen!

Wenn du ein Kompliment bekommst, dann stell dir vor, es mit deiner Einatmung offenen Herzens anzunehmen!

Wenn dir jemand Zeit schenken und sich dir widmen möchte, nimm dieses große Geschenk mit der Einatmung an! Denn tatsächlich ist Zeit, also Lebenszeit, wohl eines der kostbarsten Geschenke, die wir geben und bekommen können.

Wenn jemand dir Interesse schenkt, dann nimm auch dieses mit deiner Atmung an!

Wenn du ein Geschenk oder auch „bloß“ eine kleine Aufmerksamkeit bekommst, atme die Aufmerksamkeit der gebenden Person ein!

Wenn dir jemand Fürsorge entgegenbringt, dann atme auch diese tief ein und genieße dieses Gefühl!

Wenn dir jemand Dankbarkeit schenkt, dann nimm diese mit deiner Einatmung an und fühle, wie gut sich das anfühlt!

Und atme auch all das aus – stell dir also vor, dein Geschenk mit deiner Ausatmung zu verbinden; denn damit steigerst du den Wert deiner Gabe!

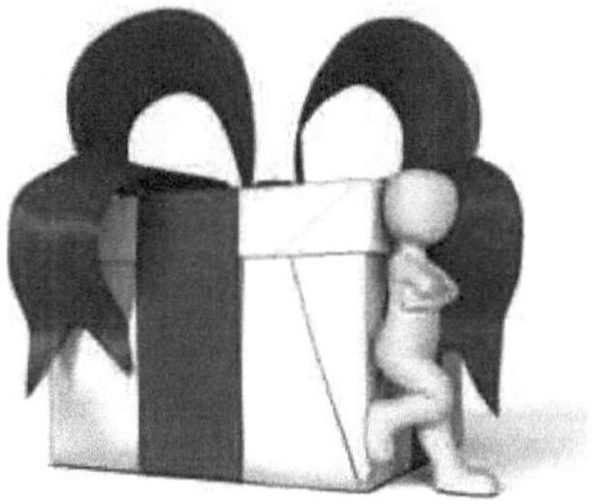

Welche Gaben könntest du noch mit deiner Einatmung verbinden, um mehr daraus zu profitieren?

Atme deine Liebesbrücke

Die „Liebesbrücke“ (oder der „Liebesbogen“ in Anlehnung an einen Regenbogen) ist eine wunderschöne Möglichkeit, dich mit einer geliebten Person (das kann auch eine verstorbene Person sein) zu verbinden.

Aber auch mit der Erfüllung eines Wunsches, dem Erreichen eines Zieles oder der Verwirklichung einer Vision.

Liebesbrücke

Vergegenwärtige dir den Menschen, mit dem du dich über die Liebesbrücke verbinden möchtest; und sieh das Gesicht oder die ganze Gestalt dieser Person vor deinem geistigen Auge!

Dann stell dir vor, wie sich dein Herz ganz weit öffnet und während der Ausatmung wie eine Art Liebeslichtbogen in Richtung dieses geliebten Menschen aussendet!

Diese kann aus weißem Licht bestehen oder jede andere Farbe haben.

Und dann visualisiere – und fühle – wie dir auch von dieser anderen Person ein Liebeslichtbogen entgegenkommt; und atme diesen tief in dich ein!

Fühle, wie sich diese beiden Liebeslichtbögen zu einer Liebesbrücke vereinen – und schwinge weiter mit deiner Aus- und Einatmung hin und her!

Mein Lieblingsbild ist das eines Regenbogens in allen Spektralfarben, der aus meinem Herzen entspringt und zu meinem Gegenüber schwingt...

Atme dich wohlhabend!

Je bewusster du Geld wahrnimmst und je bewusster du damit umgehst – sowohl im Einnehmen als auch im Ausgeben – und je wertschätzender auch, umso mehr schärfst du deinen Blick für die zahllosen Möglichkeiten, Geld anzuziehen.

Wir alle sind in ein sehr komplexes Netzwerk aus Geldbewegungen eingewoben, denn Geld ist allgegenwärtig und durchtränkt alles.

Die meisten Menschen tragen Geld bei sich – auch in Zeiten weit verbreiteter Bargeldlosigkeit.

Und du findest Geld in jedem Geschäft, jedem Verkehrsmittel, jedem Haushalt; zuweilen liegt es sogar auf der Straße.

Und dies obwohl ein sehr gängiges Sprichwort genau das verneint:

„Das Geld liegt nicht auf der Straße."

Erstens wird es dir sicher auch schon passiert sein, dass du eine Münze findest; oder gar einen Geldschein.

Und es kann sogar vorkommen, dass größere Mengen Geldes auf der Straße liegen; wie es eines Tages in Wien passiert ist; als tatsächlich jemand Geld beim Fenster hinausgeworfen hat – warum auch immer...

Und auch du speist mit jeder deiner Ausgaben diesen Geldkreislauf; aus dem das Geld ursprünglich zu dir gekommen ist; und aus dem es immer wieder zu dir zurückkehren wird.

Nimm dies einmal bewusst wahr – fühle diese Geldströme und visualisiere sie in einer symbolischen Form, die sich für dich gut anfühlt!

Welches Symbol für Geld magst du für dich wählen?

Dann schließe dich mit der Geld-Atmung – in deiner Vorstellung – an den allgegenwärtigen Geldstrom an und lenke ihn teilweise auch etwas mehr zu dir um, damit er in und durch dein Leben fließen kann!

Dazu stell dir vor, dass du dich während des Einatmens für diesen Geldstrom öffnest und Geld wie ein Magnet anziehst.

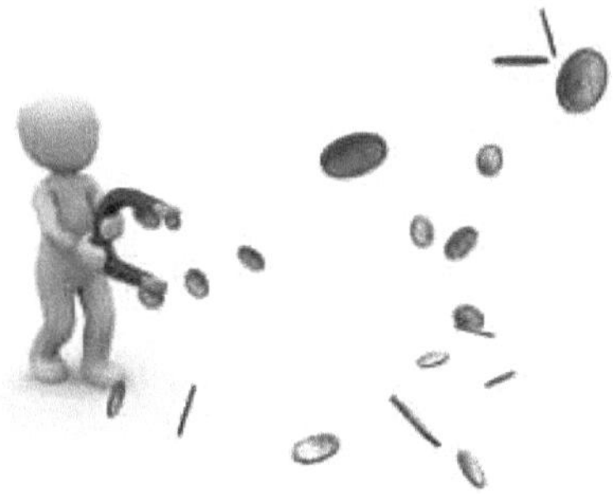

Spiele dabei mit deinem Symbol für Geld und nimm wahr, wie es auf dich zufließt oder dir – je nach Symbol – in anderer Form zukommt!

Und während des Ausatmens sende dann den reichen Geldsegen, den du gerade angezogen hast, wieder in Form deines Symbols liebevoll und möglichst mit Wertschätzung allen und allem gegenüber in die Welt hinaus!

Wenn du übrigens noch mehr unübliche Tipps in Bezug auf Geld bekommen möchtest, dann lege ich dir mein Wohlstands-Praktikum ans Herz.

https://lebenswert365.info/wohlstand-praktikum-zum-mitmachen/

Dieses wird dir einerseits Humor abverlangen; andererseits wird es dir viel Lachen, Lächeln und Schmunzeln schenken – und dich magnetischer machen für Geld, Wohlstand und finanzielle Fülle.

Atme deine Befreiung!

Erstelle eine Liste all dessen, was dich derzeit bedrückt, belastet und dir das Leben schwer macht – bezieh dabei auch deine linke Hand mit ein; denn sie wird dir vermutlich noch weitere Hinweise geben, die dir deine rechte Hand nicht verraten hat.

Dann schließe die Augen und stell dir folgendes vor:

Du stehst vor einem Feuer, das auf einem uralten Altar brennt – um dich am Boden liegen einige beschriebene Blätter…

Hebe diese nach und nach vom Boden auf und lies, was darauf steht: auf jedem steht etwas, das dich innerlich bedrückt und belastet ...

Vergegenwärtige dir, wo du das entsprechende Körpergefühl zur jeweiligen Bedrückung und Belastung wahrnehmen kannst ...

Und dann wirf, während du jeweils tief ausatmest, ein Blatt nach dem anderen ins Feuer ...

Und nimm während der Einatmung erleichtert wahr, wie nach und nach die körperliche Bedrückung nachlässt und sich auflöst ...

Betrachte den Rauch, wie er hochsteigt und sich langsam – mitsamt deiner Probleme – im Unendlichen verliert ...

Dann atme tief durch – aus und ein – und genieße dankbar die neu gewonnene Freiheit und Entspannung ...

Fühlst du die Erleichterung?

Wunsch-Atmung

Wenn du einen Wunsch am Herzen hast – dieser Wunsch also wirklich ein Herzenswunsch ist – dann nimm deine Atmung zu Hilfe, um dich dafür bereit zu machen; also magnetisch zu werden für seine Erfüllung.

Dazu visualisiere dich in der Situation der idealen Erfüllung dieses Wunsches und nimm wahr, wie genau sich das anfühlt:

Wie sieht die Umgebung aus?

Welche Lichtverhältnisse herrschen?

Wer spielt in dieser Situation noch mit?

Was kannst du hören?

Gibt es in dieser Situation einen spezifischen Geruch?

Und vielleicht auch einen Geschmack?

Wie ist deine Körperhaltung in der Erfüllung dieses Wunsches?

Wie fühlt sich dein Herzschlag an?

Und deine Atmung?

Welche Mimik kannst du an dir wahrnehmen, wenn dein Wunsch in Erfüllung gegangen ist?

Was sagst du zu dir selbst in dieser Situation?

Und wie kommunizierst du mit anderen?

Welche Emotionen spielen in diesem Augenblick in dir?

Nun kehre wieder in dein Hier und Jetzt zurück und stell dir vor, dass du mit der Ausatmung eine magnetische

Kraft ausstrahlst, die zu dieser Wunscherfüllung in Resonanz schwingt...

... und diese während deiner Einatmung anzieht!

Und fühle auch, wie du nicht nur anziehend wirst für die Erfüllung dieses Wunsches, sondern auch von dieser Wunscherfüllung angezogen wirst ...

Ganz so, als würde sich diese Wunscherfüllung nach dir sehnen, weil du so sehr in Resonanz damit schwingst...

Fühle, wie du gar nicht anders kannst, als dorthin zu schwingen, weil euer beider Magnetismus so stark ist.

Und dann versetze dich wieder möglichst intensiv in diese ideale Wunscherfüllungs-Situation hinein und schwelge in allen damit verbundenen positiven Emotionen!

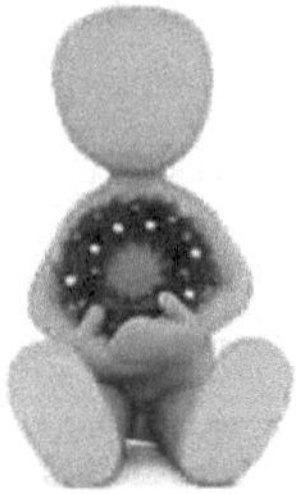

Bei wichtigen Wünschen solltest du dieses spezielle Atemspiel immer wieder zelebrieren – aber dann deinen Wunsch immer wieder loslassen, damit er sich in Ruhe manifestieren kann.

Und steh der Wunscherfüllung nicht mit deinen Zweifeln im Weg! Aber sei auch bereit für Besseres!

So fügen kluge Menschen ihren Wünschen immer hinzu:

„Dies oder etwas Besseres möge geschehen!“

Ich wünsche dir jedenfalls viel Erfolg und glücklich zufriedene Erfüllung!

Entscheidungs-Atmung

Diese spezielle Atmung kann sehr wertvoll sein, wenn du vor einer wichtigen Entscheidung stehst und nicht so recht weißt, welche Option du wählen sollst.

Auch zu diesem Thema gibt es ein Praktikum, dass du dir gönnen solltest, wenn du dir schwertust, die richtige Wahl zu treffen.

https://lebenswert365.info/praktikum-entscheidung/

Abgesehen davon kannst du auch hier deine Atmung miteinbeziehen.

Nehmen wir an, du hast zwei Optionen zur Wahl und weißt nicht recht, für welche du dich entscheiden sollst.

Dann ist es hilfreich, dich in die beiden Möglichkeiten hinein zu atmen und wahrzunehmen, wie es dir dabei jeweils geht.

Also versetze dich während du ausatmest zuerst in eine Option – stell dir dabei vor, dass du dich richtiggehend hinein atmest!

Und dann nimm während der Einatmung möglichst intensiv wahr, wie sich das anfühlt!

Wie sieht die Umgebung bei dieser Option aus?

Welche Lichtverhältnisse herrschen da?

Wer spielt noch mit, wenn du diese Wahl getroffen hast?

Was hörst du?

Gibt es in dieser Option einen spezifischen Geruch?

Und vielleicht auch einen Geschmack?

Wie ist deine Körperhaltung, wenn du dich für diese Möglichkeit entschieden hast?

Wie fühlt sich dein Herzschlag an?

Und deine Atmung?

Welche Mimik kannst du an dir wahrnehmen, wenn du diese Wahl getroffen hast?

Was sagst du dann zu dir selbst?

Und wie kommunizierst du mit anderen?

Welche Emotionen hast du als Folge dieser Wahl?

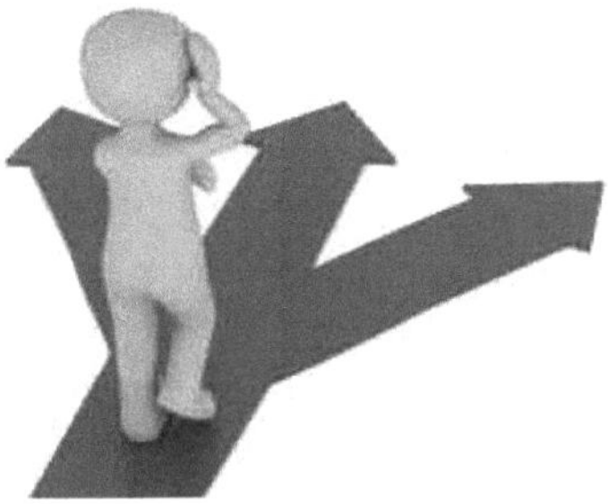

Und genau dasselbe mache nun auch mit der zweiten Option – oder mit den anderen, wenn dir mehrere zur Wahl stehen.

Also versetze dich jeweils mit deiner Ausatmung dorthin und erfühle während der Einatmung, wie genau du dich dort fühlst und was du alles an dir wahrnehmen kannst.

Und dann vergleiche die unterschiedlichen Wahrnehmungen miteinander und entscheide dich für jene Option, die dir die angenehmsten Gefühle und Emotionen vermittelt!

Atme das Leben als Geschenk!

Du hast zwei Möglichkeiten, dein Leben zu sehen:

Du kannst es als wertvolles Geschenk sehen und dankbar sein für alles, was es dir bietet.

Oder du bist der Ansicht, dir würde im Leben nichts geschenkt und du müsstest dir alles hart und lang und schwer und unter Schmerzen erarbeiten.

Und in beiden Fällen hast du Recht, weil dir die entsprechende selektive Wahrnehmung genau das bieten wird.

Wenn für dich das Leben ein Geschenk ist, wirst du bewusst Ausschau halten nach den Geschenken und diese natürlich auch erkennen; weil du ja gezielt danach Ausschau hältst – und dies wird dich in deiner Ansicht, dein Leben wäre ein Geschenk, immer weiter bestätigen.

Wenn du hingegen der gegenteiligen Meinung bist, wirst du Ausschau halten nach all dem Schwierigen, Mühsamen und Herausfordernden – und wirst, weil du ja gezielt danach suchst, genau das überall sehen – und wirst in deiner Ansicht bestärkt, dir würde nichts geschenkt.

Aber das Schöne an dieser Geschichte ist, dass du wählen kannst.

Denn selbst wenn du bisher die zweite Sichtweise gepflegt hast, kann du jederzeit umdenken und von nun an Ausschau halten nach den Geschenken, die überall darauf warten, entdeckt und ausgepackt zu werden.

Vielleicht möchtest du kurz innehalten und überlegen, was du bisher alles an Geschenken übersehen und als selbstverständlich genommen hast – und was es nun aus dieser neuen Geschenks-Perspektive zu betrachten gilt.

Dabei kannst du dich von all dem inspirieren lassen, was du sowohl bei deiner Dankbarkeits-Atmung als auch beim Thema Wertschätzung gefunden hast.

Aber du kannst natürlich auch weitere neue Dinge entdecken, die du als Geschenk sehen kannst – es ist ja bloß eine Frage der Einstellung.

Du kannst eine Prüfung als schwere Last sehen; oder aber als Geschenk und als willkommene Gelegenheit zu einem Erfolgserlebnis.

Du kannst deine Hochzeit als Ende deiner Freiheit sehen oder als Geschenk und schönsten Tag deines Lebens.

Du kannst einen positiven Schwangerschaftstest als belastenden Schock interpretieren oder als lang ersehntes Geschenk.

Du kannst eine Krankheit als Katastrophe sehen oder als Geschenk und Möglichkeit, dich eine Weile zu erholen.

Und auch hier kannst du deine Atmung miteinbeziehen:

Stell dir vor, wie du beim Ausatmen all die Geschenke, die für dich bereit sind und nur darauf warten, entdeckt zu werden, aufleuchten lässt – so als wäre dein Atem ein Dynamo oder ein Scheinwerfer, der die bisher verborgenen Geschenke erhellt!

Und beim Einatmen zieh diese Geschenke in deinen Erfahrungsbereich, sodass du sie wirklich in Empfang nehmen und dich daran erfreuen kannst!

Wie geht es dir bei diesem Spiel?

Danksagung

Danke dir, meiner geliebten Tochter, auch hier wieder für deine wertvolle Hilfe!

Du bist nicht nur meine Lektorin, die ihre stets konstruktive Kritik mit Humor und liebevoller Ironie einbringt.

Du bist auch mein Webmaster, der all das, was ich in die Welt bringe, digitalisiert.

Und du bist ein ungemein wertvoller Spiegel, der mich so vieles erkennen lässt...

Danke für dein So-Sein und für dein liebevoll wertschätzendes Für-mich-da-Sein – danke, dass du so bist, wie du bist!

Danke auch für die aufmerksame Reduktion meiner obligaten „guatemaltekischen Teppichwebfehler"!

In Guatemala weben die Teppichweber ja in jeden Teppich absichtlich zumindest einen Fehler, weil für sie nur Gott perfekt sein darf.

Daher bitte ich meine geschätzte Leserschaft, die restlichen Tippfehler als Zeichen unserer Demut zu sehen und sich zu erlauben, mit uns darüber zu lächeln ☺!

Denn der Ärger über übriggebliebene Tippfehler erzeugt Stress, der ganz und gar nicht gesund ist – nicht zuletzt, weil er unsere Atmung beeinträchtigt.

Danke auch meiner Verlegerin Angelina Schulze, die mich immer wieder fordert und damit fördert – und mittlerweile zur lieben Freundin geworden ist!

Mein Dank und meine Bitte an dich

Auch dir, liebe Leserin, lieber Leser, möchte ich DANKE sagen.

Danke, dass du dich für dieses Buch entschieden hast und bereit warst, dich für meine Anregungen, Tipps und Hinweise zu öffnen.

Denke daran, du bist der Kapitän oder die Kapitänin auf deinem Lebensschiff; daher bestimmst du – in Resonanz mit deiner Seele –, wie sich deine Reise gestaltet, wo sie hingeht und wie viel Bewusstheit du dir gönnst.

Und der bewusste Umgang mit deiner Atmung ist eine sehr wertvolle Möglichkeit, dein Leben mit mehr Bewusstheit zu erfüllen – und je bewusster du lebst, umso eher wirst du dich bei deiner Selbstsabotage ertappen – und umso eher wird es dir gelingen, dich daraus zu befreien.

Manchmal ist es für auch für den versierten Steuermann und die kluge Steuerfrau hilfreich, einen Lotsen zu haben, einen Leuchtturm oder Nordstern – wie auch immer sich dies für dich gestaltet.

Und in diesem Sinne begleite ich dich gern auch noch weiter ein Stück des Weges – wenn du dir das wünschst.

Und zwar als Wegweiser, der nicht in der Mitte des Weges steht – denn dann wäre er ja ein Hindernis –, sondern am Rand.

Ich möchte dich weder zwingen noch manipulieren; sondern dir meinen Zugang zu unserer Atmung – dieser wundervollen und so vielseitig einsetzbaren Funktion – mit plausiblen Argumenten schmackhaft machen.

Und ich wünsche mir, dass du meine Hinweise aus Überzeugung aufnimmst und umsetzt – und möglichst viel daraus profitierst!

Wenn ich darf, zeige ich dir, wo du dir noch selbst im Weg stehst und wie du all die Blockaden, die dich vielleicht noch bremsen und an der Verwirklichung deiner Wunsch-Realität hindern, auflöst und nach und nach dein einzigartiges Potenzial entfaltest.

Denn vergiss nicht:

Du bist ein Geschenk für diese Welt!

Und dein Leben wird deiner würdig sein,

wenn du das Geschenk, das in dir schlummert,

erkennst, auspackst

und der Welt und dir selbst darbringst.

Und ich freue mich, wenn dir meine Gedanken dabei wertvolle Impulse bieten.

Und wenn auch du mir eine Freude bereiten möchtest, dann bitte ich dich, mir eine Rezension zu hinterlassen, um weitere Leser und Leserinnen auf dieses Buch hinzuweisen.

Kontakt zur Autorin

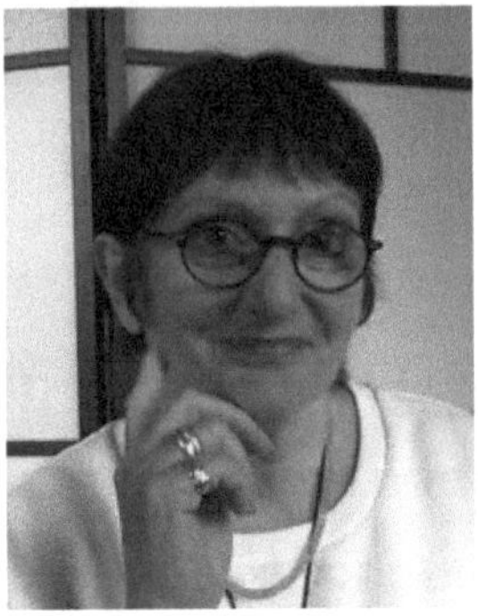

Dr. Michelle HAINTZ

Wer bin ich?

Als ursprünglich ausgebildete Ärztin bin ich heute vorwiegend als Schriftstellerin tätig. Sowie als bildende Künstlerin.

Parallel dazu bin ich Trainerin in der Persönlichkeits-Bildung: in Seminaren, Gruppen und in der Einzelberatung.

Worin sehe ich meine Lebensaufgabe?

Ich begleite Menschen, die in Resonanz mit mir schwingen, in die freudige und lustvolle Entfaltung ihres Potenzials. Wichtige Bausteine sind dabei Stressbewältigung und Kreativitätstraining. Mein wichtigstes Credo ist:

„Wir brauchen nicht über uns selbst hinaus zu wachsen, wir sind groß genug. Es reicht, wenn wir damit aufhören, uns selbst kleiner zu machen, als wir sind; aber auch anderen nicht mehr erlauben, uns klein zu machen. Es gilt also letztlich, unsere wahre Größe einzunehmen, indem wir in uns selbst hineinwachsen!“

Wichtige Ansprechpartner sind „HSP – hochsensible und hochsensitive Persönlichkeit“ sowie Menschen, die als „alleingeborener Zwilling“ zur Welt gekommen sind und Scanner Persönlichkeiten.

Meine Webseiten sind:

https://seelenfitness.info/

https://hsp-test.info/

https://alleingeborener-zwilling.com/

https://lebenswert365.info/

E-Mail:

michelle@lebenswert365.info

dr.michelle.haintz@aon.at

Facebook „Hochsensibilität im neuen Licht“:

https://www.facebook.com/drmichellehaintz/

Facebook privat:

https://www.facebook.com/michelle.haintz.79

Youtube:

https://seelenfitness.info/youtube-kanal/

Weitere Produkte der Autorin:

Mehr E-Books und Bücher von mir findest du auch auf meiner Autorenseite auf Amazon:

https://seelenfitness.info/Michelle-Haintz-Amazon/

Und hier sind zwei Übersichten über meine Produkte:

https://seelenfitness.info/produktuebersicht-haintz/

https://lebenswert365.info/produktseite-lw/

Meine Meditationen findest du hier:

https://lebenswert365.info/meditationen_enzln/

Interessiert am Verlagsprogramm mit weiteren E-Books und Büchern?

Zum Bereich Esoterik, Coaching und Selbsthilfe für ein gesundes, erfolgreiches und glückliches Leben kann man sich hier informieren:

https://as-infothek.de/ebook-buch/

Kolibri 360 GmbH
Ferdinand-Jühlke-Straße 7
99095 Erfurt, Deutschland
produktsicherheit@kolibri360.de